認知症の人の「想い」からつくるケア

急性期病院 編

監修　井藤英喜
　　　地方独立行政法人　東京都健康長寿医療センター　理事長

編集　地方独立行政法人
　　　東京都健康長寿医療センター　看護部

　　　伊東美緒
　　　地方独立行政法人　東京都健康長寿医療センター研究所　研究員［看護師］

　　　木村陽子
　　　地方独立行政法人　東京都健康長寿医療センター　認知症看護認定看護師

インターメディカ

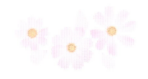
監修者のことば

　わが国は、4人に1人は65歳以上という超高齢社会を迎えています。社会の高齢化は、誰が、どのように、どこで高齢者を支えていくのかといった社会・経済的問題をもたらしますので、わが国がどのようにこの問題を解決していくのか、世界が注目しています。

　また、社会の高齢化は医療の面では、認知症、生活習慣病、骨・関節疾患といった慢性疾患の増加をもたらしますので、急性期疾患への対処を中心とした"治す医療"から、慢性疾患への対処を中心とした"治し支える医療"へといった医療のパラダイムの変更が必要となってきます。

　"治し支える医療"といった考え方が必要な疾患の代表的なものは認知症です。わが国の認知症患者は2012年段階で約460万人と言われていましたが、2025年には700万人を超え、65歳以上の5人にひとりは認知症という時代を迎えると予想されています。

　認知症のケアに関する経験の集積や研究の進歩は目覚ましいものがあり、穏やかな生活を送っておられる認知症の方が多くなっています。一方で、残念なことに、いまだに認知症があるというだけで受診を断られたり、入院してもすぐに退院させられたといった方もおられます。

　東京都健康長寿医療センターは、昭和47年に設立されて以来45年間にわたって、認知症の方の介護施設あるいは急性期病院でのケアのあり方を研究所と病院が一体となって研究し、経験を積んでまいりました。現在、当センターは、地域のなかで、高齢者への急性期医療を分担しています。当センターの入院患者の約30％は認知症を合併されていますが、認知症であるが故に急性期医療に支障がでるということはありませんし、平均在院日数も12日前後で推移しています。ま

た、認知症を合併した高齢者の急性期医療につきものとされる拘束も、短時間の拘束を除き、ほとんど必要がなくなっています。

　このように認知症患者が、穏やかに、難なく妥当な急性期医療が受けられるということの裏には、当センターの看護師、医師、その他の職種のスタッフの認知症ケア能力が極めて高いということがあげられます。

　本書は、「急性期病院編」ですが、姉妹書である「在宅ケア・介護施設・療養型病院編」とともに、それぞれの場での認知症のケアに活かしていただくことを目的に、東京都健康長寿医療センターでの研究や経験で得たエッセンスを中心にまとめたものです。本書、および姉妹書である「在宅ケア・介護施設・療養型病院編」を活用することにより、いままで"面倒"と感じていた認知症ケアが"やりがいのあるケア"に変わることと思います。

　本書および姉妹書である「在宅ケア・介護施設・療養型病院編」が、多くの心ある人に活用され、認知症の方がより良いケア、より良い医療を受けられることを心より願っています。

　最後になりますが、本書の制作にあたり編集に多大な労力を割いていただいた東京都健康長寿医療センター看護部、東京都健康長寿医療センター研究所・伊東美緒研究員、木村陽子認知症看護認定看護師、そして多忙ななか、すばらしい原稿を執筆していただいたセンター職員の方々と他機関の方々、またインターメディカの方々にあらためて深謝申し上げます。

2017年7月

地方独立行政法人
東京都健康長寿医療センター　理事長
井藤英喜

CONTENTS

監修者のことば　　井藤英喜　002
本書を読む前に　　伊東美緒　008
フローチャート ［急性期病院の場面別］ケアのヒント　010

Chapter 1　急性期病院における認知症ケア

Section 1　急性期病院の看護師が行うケア

① 急性期病院における認知症ケアの課題　014
② 認知症の患者の記憶への理解　020
③ 認知症の患者を混乱させないためのコミュニケーション①　022
　非言語的アプローチ
④ 認知症の患者を混乱させないためのコミュニケーション②　026
　言語的アプローチ
⑤ 集団ケアの活用　030

Section 2　病棟で取り組む認知症ケア

① ケアのあり方を病棟全体で変える工夫　032
② ボランティアの活用　034
③ 医師への情報の伝え方　036

Chapter 2　急性期病院に入院する患者の身体状態と求められる支援

Section 1　認知症の診断・治療

① アルツハイマー型認知症の症状と診断・治療　040
② レビー小体型認知症の症状と診断・治療　042
③ 血管性認知症の症状と診断・治療　044

Section 2　本人・家族への支援

① 患者本人への支援　046
② 家族への支援　048

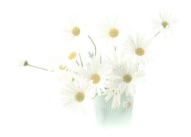

Chapter 3 急性期病院への入院から退院までの支援

Section 1　入院形態による患者・家族の受け止め方
① 外来からの予約入院の場合 …… 052
② 身体疾患による緊急入院の場合 …… 056
③ 行動・心理症状（BPSD）やせん妄による緊急入院の場合 …… 060

Section 2　治療方針を決定する過程での支援
① 急性期病院で治療が優先される場合の支援 …… 066
② 治療時に配慮すべきこと …… 068

Section 3　治療期の支援の実際
① 治療期に求められる支援の基本 …… 070
② 認知症の患者のニーズの把握 …… 072
③ 生活範囲を広げる支援 …… 076
④ リハビリテーションの実践 …… 080

Section 4　退院支援計画の策定
① 退院支援の計画 …… 082
② カンファレンスの活用 …… 086

実践の知恵
退院支援看護師 …… 090

Chapter 病棟での認知症ケア

Section 1 急性期病棟特有のケアの課題と改善ポイント

① ルート類を抜去する可能性のある患者への対応 ... 094
② 頻回のナースコールや大声で何度も呼ぶ患者への対応 ... 096
③ 安静指示を受けている患者への配慮 ... 098
④ 苦痛を伴う処置を実施するときの対応 ... 100
⑤ 帰宅願望と院外への無断外出への対応 ... 102
⑥ 食事介助の拒否への対応 ... 104
⑦ 入浴介助の拒否への対応 ... 106

Section 2 各病棟での認知症ケアの実践

① 認知症ケアに主に取り組む病棟のケア(精神科) ... 108

実践の知恵　各病棟のケア

❶ 循環器内科／医師 ... 114
❷ 循環器内科病棟／看護師 ... 116
❸ 呼吸器内科／医師 ... 118
❹ 呼吸器内科病棟／看護師 ... 120
❺ 糖尿病内科／医師 ... 122
❻ 糖尿病内科病棟／看護師 ... 124
❼ リハビリテーション科／医師 ... 126
❽ リハビリテーション科病棟／理学療法士 ... 128
❾ 神経内科／医師 ... 130
❿ 神経内科病棟／看護師 ... 132
⓫ 神経内科病棟／臨床心理士 ... 134
⓬ 精神科／医師 ... 136
⓭ 精神科病棟／看護師 ... 138
⓮ 緩和ケア内科／医師 ... 140
⓯ 緩和ケア内科病棟／看護師 ... 144

Section 3 病棟スタッフの葛藤と心理的な疲弊への対策

① 疲弊の現状 ... 146
② スタッフの心理的負担の軽減 ... 148

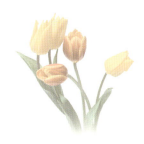

Chapter 5 退院が決定してからの支援

Section 1 退院後の受け入れ先との関係づくり
① 退院後の受け入れ先との調整 …… *154*

Section 2 退院先別の支援
① 自宅へ退院する患者への支援 …… *156*
② 施設へ退院する患者への支援 …… *160*
③ 転院する患者への支援 …… *162*

Chapter 6 急性期病院での終末期を見据えた認知症ケア

Section 1 終末期のケアの考え方
① 終末期を見据えた認知症ケア …… *168*

Section 2 終末期における家族の立場
① 看取りを迎える家族の気持ちを理解する …… *170*
② 入・退院時の家族への配慮 …… *172*
③ 看取り期の家族ケア …… *176*
④ 患者と家族の関係調整 …… *180*

Section 3 遺族・スタッフに対するケア
① 遺族の心理と地域連携で支えるグリーフケア …… *182*
② 終末期にかかわるスタッフへのケア …… *186*

Illustration：白石佳子　DTP：大関商会

preface 本書を読む前に

■ 急性期病院で実践する認知症の患者の尊厳を守るケア

"認知症の患者の尊厳を守りながらケアを提供する"ことが重要と言われるようになって、ずいぶん経ちました。しかし急性期病院では、治療や検査を優先すべき場面が多く、すべての場面で「尊厳を守るケア」を実践することは難しいといえます。いまでも、"ルート類を抜かれないように抑制帯を使う"という対応をとる急性期病院は少なくありません。

こうした方針に対して、看護師が疑問を感じ、一人で変えようと思っても、どうにかなるものではありません。病院という組織全体で考え、取り組んでいく必要のある課題です。

一方で、認知症によって生じる症状のなかには、周囲の人とのかかわり方が要因となっているものがあります。この部分に関しては、急性期病院でも、看護師の意識を変えることで、改善できるはずです。たとえば、次のような場面です。

> ベッドで横になり、目を閉じている認知症の患者に、薬の服用を勧める場面です。「失礼します」と小さい声で言いながら部屋に入り、ベッドに近づいて「○○さん」と声をかけました。気がつかないので、少し大きな声で「○○さん！ お薬です！」と声をかけました。それでも目を開けないので「○○さん！ 薬！！」と肩をトントンとたたきながら大きな声で話しかけました。本人は驚き、「うるさい！」と怒鳴り、服薬を拒否しました。

このアプローチには2つの問題点があります。

一つは、「相手の想い（気持ち）を理解していない」という点です。上の場面では、肩に触れて、耳のそばで大きな声で「薬！」とわかりやすく伝えるための努力をしています。

しかし認知症の患者にとっては、「突然肩をたたかれ、大きな声で、怒鳴られた」という経験になります。一連の行為に、何かを強制されていると感じ、抵抗しようと怒りだしてしまうのも、無理のないことです。

もう一つは、「相手の機能を考慮していない」という点です。感覚機能や認知機能が低下している人は、目を閉じている状態で声をかけられても、自分に向けられた声かけとは認識できません。ウトウトしているとき、さまざまな音がするなかで自分の名前を認識できるのは、感覚・認知機能が保たれているからです。認知症の患者は、大声で名前を呼ばれると同時に肩に触れられたと感じ、驚いてしまったのでしょう。

認知症の患者の尊厳を守りながらケアを提供するためには、看護師個人として、「相手の想いと機能を考慮した対応を考えること」から始めることが重要です。

■ 本書の構成

　認知機能が低下している人は、私たちがしているような"通常のコミュニケーション"をとることができません。本書で紹介するケアは、まずそのことを前提にしています。

　そのうえで、認知症の患者がケアを受けながら何を感じているかを探り、どのようなケアを実践すればよいのかを提案しています。「怒鳴る」「暴言・暴力を振るう」などの行動の背景に、認知症の患者のどのような想いがあるのかを考える手がかりになるでしょう。

　認知症の原疾患によって、特徴的な認知症症状は異なりますし、レビー小体型認知症の幻視のように、ケアでは軽減することが難しいものもあります。本書では、周囲の人のかかわり方で生じている症状に気づき、その部分を改善するためのヒントを提案します。

―――具体的な章構成は、以下のとおりです―――

Chapter 1： 認知症の患者の気持ちを起点にして、日々のケアの問題点を明らかにし、見直すきっかけを探ります。
Chapter 2： 認知症のタイプ別に見た症状の特徴と治療、および患者や家族への支援の仕方を学びます。
Chapter 3： 入院から退院までの一連の流れとケアについて検討します。
Chapter 4： 急性期病院で対応に困難を感じやすい場面別に、認知症の患者の気持ちを起点にしたケアを提案し、病棟ごとの実践例を紹介します。
Chapter 5： 退院が決定してからの支援のあり方を提案します。
Chapter 6： 終末期を見据えたケアの必要性について論じます。

　また、フローチャートでは、急性期病院の場面別にケアの課題を整理し、それぞれを解説している本文ページを示しました。

　認知症ケアに求められるのは、医療者が、その人の尊厳を守りながら、個々の患者の状態・機能を考慮し、彼らを驚かせたり、苛立たせたり、怒らせないようなアプローチ方法を探ることです。そのようなケアを徹底して実践することは、組織全体を変えることにもつながると思います。

　認知症ケアに模範解答はありませんが、本書が、皆様のケアを改善する一助となれば幸いです。

2017年7月　伊東美緒

flowchart

［急性期病院の場面別］ケアのヒント

① 急性期病院への入院（→ Ch3 sec1 p052-065）

② 急性期病院での治療とケア

認知症の症状と診断・治療
- アルツハイマー型認知症（→ Ch2 sec1 p040）
- レビー小体型認知症（→ Ch2 sec1 p042）
- 血管性認知症（→ Ch2 sec1 p044）

入院から退院までの流れとケア（→ Ch3 p051-091）

ケアの考え方
- ケアへの理解
  ケアの課題／認知症の患者の記憶への理解
  （→ Ch1 sec1 p014-021）
- 治療方針を決定する過程での支援
  治療が優先される場合の支援／治療時に配慮すべきこと
  （→ Ch3 sec2 p066-069）
- 治療期の支援の実際
  治療期に求められる支援／患者のニーズ把握／生活範囲を広げる支援／リハビリテーション
  （→ Ch3 sec3 p070-081）

実践的なアプローチ
- 看護師のアプローチ
  非言語的アプローチ／言語的アプローチ／集団ケア
  （→ Ch1 sec1 p022-031）
- 病棟のアプローチ
  病棟全体での取り組み／ボランティアの活用／医師への情報伝達
  （→ Ch1 sec2 p032-037）
- 本人・家族の支援
  （⇒ Ch2 sec2 p046-050）
- 各病棟でのケア
  （→ Ch4 sec1-2 p094-145）

スタッフの疲弊と心理的負担軽減
- 疲弊の現状
  （→ Ch4 sec3 p146）
- 心理的負担の軽減
  （→ Ch4 sec3 p148）

退院が決定してからの支援
- 受け入れ先との関係づくり
  （→ Ch5 sec1 p154）
- 退院先別（自宅／施設／転院）の支援
  （→ Ch5 sec2 p156-166）

本書における当該箇所とページを示しています

入院時から、治療期、退院支援、退院時、看取り期まで、急性期病院における認知症ケアの考え方や課題を病院での場面別に整理して、それぞれについて解説しているページを示します。

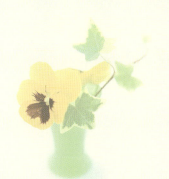

④終末期を見据えたケア

- 終末期のケアの考え方
  （→ ch6 sec1 p168）
- 終末期における家族支援
  看取りを迎える家族の気持ち／入・退院時の配慮／看取り期の家族ケア／患者と家族の関係調整
  （→ ch6 sec2 p170-181）
- 遺族・スタッフに対するケア
  遺族へのグリーフケア／スタッフへのケア
  （→ ch6 sec3 p182-191）

在宅 **施設** **転院**

③退院

＊在宅、介護施設、療養型病院でのケアは、別巻「在宅ケア・介護施設・療養型病院編」参照

監修者・執筆者一覧

■監修

井藤　英喜　　東京都健康長寿医療センター　理事長

■編集

東京都健康長寿医療センター　看護部
伊東　美緒　　東京都健康長寿医療センター研究所　福祉と生活ケア研究チーム　研究員（看護師）
木村　陽子　　東京都健康長寿医療センター　看護部　看護師長　認知症看護認定看護師

■執筆（50音順、敬称略）

伊東　美緒	東京都健康長寿医療センター研究所　福祉と生活ケア研究チーム　研究員（看護師）	Ch1、Ch4_sec1、Ch5_sec1
岩切　理歌	東京都健康長寿医療センター　総合内科	Ch4_実践の知恵③
扇澤　史子	東京都健康長寿医療センター　精神科　次席　臨床心理士	Ch2_sec2、Ch4_sec3
鹿島田美奈子	東京都健康長寿医療センター　看護部コンサルテーション室　糖尿病看護認定看護師・日本糖尿病療養指導士	Ch4_実践の知恵⑥
金田　大太	元東京都健康長寿医療センター　神経内科　医長（現：大阪市立弘済院附属病院　神経内科　部長）	Ch4_実践の知恵⑨
金丸　晶子	東京都健康長寿医療センター　リハビリテーション科　部長	Ch4_実践の知恵⑦
加納江利子	東京都健康長寿医療センター　看護部　看護師長　感染管理認定看護師	Ch4_実践の知恵④
木村　陽子	東京都健康長寿医療センター　看護部　看護師長　認知症看護認定看護師	Ch3_sec1_2_3・1〜3_4、Ch4_sec2
熊木　陽平	東京都健康長寿医療センター　リハビリテーション科　理学療法士	Ch4_実践の知恵⑧
齊藤　英一	東京都健康長寿医療センター　緩和ケア内科	Ch4_実践の知恵⑬
佐竹　明美	元東京都健康長寿医療センター　看護部	Ch2_sec2、Ch4_sec3
島田　千穂	東京都健康長寿医療センター研究所　福祉と生活ケア研究チーム　研究副部長　社会福祉士	Ch6_sec1
田中　旬	東京都健康長寿医療センター　循環器内科	Ch4_実践の知恵①
千葉　優子	東京都健康長寿医療センター　糖尿病・代謝・内分泌内科	Ch4_実践の知恵⑤
中里　和弘	東京都健康長寿医療センター研究所　福祉と生活ケア研究チーム研究員	Ch6_sec2・3
西野由理江	川崎医科大学附属病院　看護部　看護副師長	Ch4_実践の知恵⑩
野津加良子	東京都健康長寿医療センター　看護部　看護主任	Ch4_実践の知恵⑭
畠山　啓	東京都健康長寿医療センター　認知症支援推進センター　精神保健福祉士・社会福祉士	Ch5_sec2
古田　光	東京都健康長寿医療センター　精神科　医長	Ch2_sec1、Ch4_実践の知恵⑫
眞部久美子	東京都健康長寿医療センター　看護部　看護主任	Ch4_実践の知恵②
松崎　弘美	東京都健康長寿医療センター　看護部　看護師長　在宅看護相談室	Ch3_実践の知恵
最上由紀子	東京都健康長寿医療センター　看護部　次席　がん性疼痛看護認定看護師	Ch4_実践の知恵⑮
守口　恭子	健康科学大学名誉教授	Ch3_sec3・4
吉武　亜紀	川崎医科大学附属病院　臨床心理センター　臨床心理士	Ch4_実践の知恵⑪

Chapter 1

急性期病院における認知症ケア

急性期病院の看護師が行うケア

急性期病院に勤務する看護師が、認知症の患者のケアをするにあたって押さえておきたいケアの考え方や工夫を解説します。

病棟で取り組む認知症ケア

よりよい認知症ケアを実現するために、病棟全体で取り組むことについて解説します。

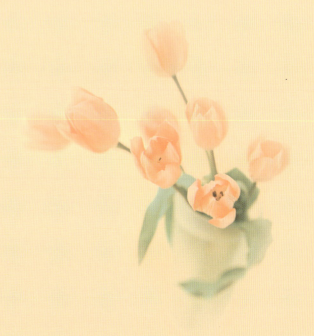

Chapter 1　Section 1　急性期病院の看護師が行うケア

1 急性期病院における認知症ケアの課題

> **ケアのポイント**
>
> ● "治療"を重視しすぎて"ケア"を後回しにしている可能性を意識し、治療の際にできるケアを考える。
>
> ● 患者の心身の状態に基づいて、患者が拒否している治療や検査が本当にいま必要かを考えながらケアを組み立てる。

認知症ケアを求められるようになった急性期病院

　長い間、急性期病院では、「認知症が進行していて、コミュニケーションをとることが困難」な場合には、治療の対象と見なさないという考え方が主流でした。しかし、急速に高齢化が進む現在、認知症症状があっても、急性期病院における身体疾患や精神疾患の治療が期待されるようになってきました。

　急性期病院に入院する場合、治療を最優先すべき場面が多くあります。医療者の立場では、心身の安全を守るために必要と考えられる治療を、何よりも優先すべきと考えます。そのためこれまでは、混乱する認知症の患者を抑えつけてでも治療を行うことは仕方ないことととらえられてきました。一方で、尊厳を脅かすケアをせざるを得ない状況に対して、迷いや葛藤を抱く医療者も少なくありませんでした[1]。

　認知症の患者が多くなり、それを避けていた急性期病院でも認知症の患者の医療を担当せざるを得なくなっています。いま、急性期病院でこれまで行われてきたケアを振り返る必要があると考えています。

　そこで、まずは認知機能が低下した人が、病院でどのような経験をしているのかを理解することから始めてみたいと思います。

scene 1　外来から診察室へ

　認知症の人が家族に連れられて外来に来ました。家族は「おしっこに血が混ざっているから病院に行くよ！」と何度も説明し、本人もそのときは「あ、そう」と答えるのですが、すぐに忘れてしまいます。

　車のなかで同じ会話を何度も繰り返し、病院に到着。車を降りると、そこは無機質な雰囲気をもつ病院です。周りにはたくさんの人がいるので、そわそわしはじめ、家族は「落ち着いて！」と叱ります。長い待ち時間のあと、名前を呼ばれると、家族からは「早く、早く！」と背中を強く押されて、診察室に入ります。そのころには機嫌が悪くなり「私は大丈夫だから帰る！」と言い、抵抗します。

　それでも家族に腕をがっちりとつかまれて、診察室に連れていかれます。

　診察室では、「大丈夫ですよ！　ここに座って！」と白衣を着た医師や看護師から大きな声で話しかけられ、あれこれ質問を受けます。しかし、自分が答える前に、家族と医師・看護師だけで話が進んでいきます。

急性期病院における認知症の人の経験を理解する

＊認知症の人の経験

　この場面で注目すべき点は、「認知症の人は、ずっと不安・混乱を感じている」ということです。よくわからないまま車に乗せられ不安を覚えます。わかりやすいようにと配慮して大声で話しかける家族の対応に、ますます混乱が深まっていきます。車を降りると、多くの人がいる見慣れない無機質な場所（病院）です。家族からは座るように言われ、待っている間に、不安はますます強くなります。

　診察室では、医師や看護師など、白衣を着た見慣れない人たちが同時に話しかけてきます。かかわる人が増えれば増えるほど、混乱は増強します。さらに認知機能が低下すると、同時にさまざまなことに注意を向けることが難しくなります。医師や看護師など複数の人に話しかけられると、何に集中してよいのかわからず、混乱はますます深まります。また、よくわからないまま、家族と医療者の間だけで話が進む様子に、疎外感も感じています。

scene 2 検査室への移動

「おしっこに血が混ざっているそうなので、いくつか検査をしますね！」と看護師は大きな声で話しかけます。患者は「やめろ！」と叫ぶのですが、車イスに乗せられて、検査室に運ばれます。

患者は「どこにも行かない！」などと大声を出して抵抗しますが、看護師はほかの患者や家族に配慮して、車イスを結構なスピードで動かします。

何とか車イスを止めようと、必死で足を床にこすりつけるのですが、「危ないですから足を上げて！」と、耳のそばでさらに大きな声で言われます。

家族が横から足をつかんで「まったくもう！皆さんに迷惑かけないで！本当にすみません！」と言いながらフットレストに患者の足を乗せます。

車イスは容赦なく進み、ついに検査室に到着します。

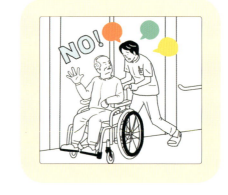

＊認知症の人の経験

看護師は、患者に状況を説明しようと、わかりやすい言葉を選んで、伝わりやすいように大きな声を出していますが、認知症の患者は、「怒鳴られている」という印象を受けているかもしれません。何を言われているのかがわからない状況で、看護師や家族から何かを無理やりやらされている印象を受け、患者は恐怖を感じています。「やめろ！」「どこにも行かない！」と叫び、どこかに連れ去られることに対して必死に抵抗します。

この場面では、車イスのスピードも重要です。看護師は、ほかの患者や家族に配慮して、短時間で移動させるために結構なスピードで車イスを動かしていますが、このスピードが認知症の患者の恐怖を増強させます。また「どこにも行きたくない」という意思に反した行為を受けているからこそ、車イスが動くスピードを実際よりも速く感じているようでもあります。

scene 3　検査室での採血

　混乱した人の採血をするため、看護師やほかの医療者に緊張が走ります。看護師は、患者のために早く検査や処置をすることが重要だと考えて、力のある男性スタッフなど、応援を呼びます。

　患者は「早く帰らせろ〜！」と車イスから逃げだそうと渾身の力を振り絞りますが、十分な数のスタッフがそろい、動きを抑えられてしまいます。手、足、体幹、頭など、スタッフが役割分担をして、患者の動きがとれないようにがっちりと抑え込みます。このときにも患者に落ち着いてもらうために、耳のそばで大きな声で、「大丈夫ですよ！」「すぐすみますよ！」と口々に声をかけます。

　恐怖時に身を守るために振り絞る力は、すごいものです。何人がかりで動きを抑えても、針を刺そうとする瞬間に腕が動きます。危険を感じた看護師は、「○○さんが動くとすぐ終わらないよ！」と、今度は大声で説教が始まります。

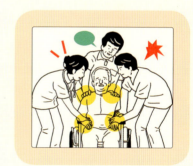

＊認知症の人の経験

　看護師としては、患者が暴れることによる採血時の事故を防ぐために患者を抑えることは、事故防止のための当然の対応ととらえられています。しかし、認知症の患者の立場から考えると、多くのスタッフが懸命に治療や処置を行おうとすればするほど、不安が恐怖に変わり、怖いことをやめてもらおうとして、大声で叫んだり、拳を振り上げることになります。

　その場にいる全員が汗だくで、大声をかけ合いながら、何とか採血を実施したとしても、認知症の患者に残るのは、この集団への不信感です。採血以外の検査も必要なのですが、この日に行うのはたぶん無理でしょう。また、日を改めて予約をしても、"この病院は嫌なところ"という不信感が残りますので、病院に来るまでに必死で拒否します。仮に病院にたどり着いたとしても、前回以上に頑なに拒絶し、暴言・暴力が増すことも考えられます。

急性期病院での認知症ケア実践のために必要なこと

　ここまで、急性期病院を受診した患者の心理について見てきました。それを踏まえ、急性期病院での認知症ケアに必要なものは何かを考えてみましょう。

1 絶対に「いま」この検査や治療を実施すべきなのか

　急性期病院では、"診断・治療"のために受診するのだから、診断・治療は何より優先すべきと考えられがちです。先ほどのシーンでも、診断に欠かせない「採血」をするために何人ものスタッフが集められて、患者を抑えつけていました。しかし、なぜ「いま実施するのか」については、考えてみる余地があります。

　診断を優先する理由の一つに、「業務の忙しさ」があると思います。多忙な急性期病院のケアでは、効率的な業務遂行が不可欠です。

　一方、認知症の専門医である水野裕は、忙しいからといって、さっさと黙って服を脱がせ、結局患者が興奮してしまってから、何人もスタッフを集めて、暴れるのを抑えるという場面が意外と多いとしたうえで、こうした「大勢で抑えてでも検査をしなければ」という医療者の思いと行動が患者の興奮を引き起こしていると指摘しています[2]。

　外来ではせっかく受診したのだからあらゆる検査を今回のうちにすませたいと、医療者も家族も考えやすくなります。また、忙しい業務のなかで、患者のことを思っての"診断を優先したかかわり"でもあります。しかし患者の心身の状態によっては、"検査や治療を後回しにする"という選択肢が、必要な場合もあることを考えはじめる時期なのではないでしょうか。

2 本人が本当にその治療を望んでいるのか

　認知症が進行すると治療の説明を理解できないため、本人がその治療を希望しているかを把握することは難しくなります。そのため、医療者から見て治療することで本人の苦痛を軽減できると考えられる場合には、家族に説明し、家族の同意をもって治療を提供しています。認知症があっても可能な治療を受けられるというのは、認知症の患者の尊厳を守るうえで大切な選択肢です。

　一方で、認知症があると、治療を拒否できないというのは、認知症であっても

本人にはつらい状況です。患者の苦痛が一時的なもので回復する見込みがあれば、我慢してもらうこともあるでしょう。しかし、治療による継続的な苦痛があり、たとえば、本人の言葉で「もういいよ！」と語られるとき、それが聞き流されてしまうことが少なくありません。

　認知機能が低下しても、苦痛や嫌なことに対しては、
①眉間にしわを寄せる
②口を一文字に閉じて開けようとしない
③触れられると全身に力を入れる
④「やめて！」「もういいよ！」「帰らせて！」と言語で拒否的な表現をする
など、数々の拒否的なメッセージを示します。いったん治療を開始したものの、患者の経験的な、もしくは強い苦痛が認められる場合、患者の言葉・態度を観察・記録し、医療関係者と家族で集まって、現在の治療の継続が本当に好ましいことなのかを再検討する必要があります。

　もちろん、苦痛があっても治療をすぐに止められない場面もあります。そのときは、機械的に、身体抑制や薬剤による鎮静を選択するのではなく、看護師の立場からできることがないか考えることが重要です。

　たとえば、認知症のある患者が点滴により安静を強いられて苦痛を感じていると気づいた場面では、以下のようなことを検討してみてください。
①点滴以外に注意・関心を向けられるものは用意できないか
②点滴実施時は、抑制するのではなく、点滴を意識しないように、車イスに座ってもらい点滴を身体の後ろに回し、ほかのことをしてもらうことはできないか
③持続点滴の指示があるものを、抜き差し対応として最小限にできないか
④そもそもこの点滴は外せないか（「念のため点滴」ではないのか）
⑤そもそも多くの苦痛をもたらすこの治療は、この患者にとって有用なのか

　この検討項目のなかには、医師への相談が必要なものもあります。看護師は、まずは自分たちの裁量でできる工夫を行い、それでも対応が困難な場合に医師に相談する、というスタンスを身につける必要があります。

Chapter 1　Section 1　急性期病院の看護師が行うケア

❷ 認知症の患者の記憶への理解

> **ケアのポイント**
> - ケアのかかわり方で行動・心理症状を引き起こしている可能性を意識する。
> - 認知症の患者へのケアでは、いかに悪い感情記憶を残さないかがポイント。

行動・心理症状が見られる理由

　認知症の行動・心理症状（BPSD：Behavioral and Psychological Symptoms of Dementia）には、易刺激性（イライラしやすい）、焦燥・興奮、脱抑制（理性的な判断ができない）、異常行動、妄想、幻覚、うつ、不安、多幸感、アパシー（無気力）、夜間行動異常、食行動異常など、多様な症状が含まれます[3]。BPSDのなかには、レビー小体型認知症によく見られる幻視（幻覚の一つで、実際には存在しないものが具体的に見えている様子）など、ケアの力では改善が難しいものもあります。

　しかし、BPSDに含まれる症状のすべてが脳障害によって生じるわけではありません。記憶障害や見当識障害と呼ばれる中核症状によって不安や混乱が生じたときに、周りの人のかかわり方によって混乱がさらに増した結果、引き起こされている場合もあります[4]。周りの人のかか

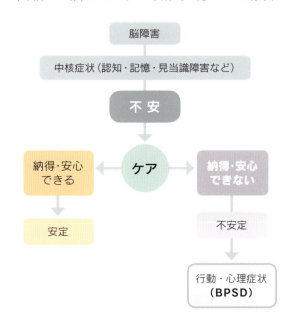

わり方が、本人にとって納得・安心できるものであれば、ある程度は落ち着きます。反対に、周りの人が無視したり（気づかなかったり）、「もう何回も説明したよね！」と怒ったように返事をするなど、本人にとって納得・安心できないものであれば、不安や混乱がさらに強まり、BPSDに至ります。

近時記憶と感情記憶

　不安や混乱が生じているときに、認知症の患者が納得・安心できるケアを提供するためには、"近時記憶"と"感情記憶"について理解しておくことが大切です。

　アルツハイマー型認知症などの認知症に伴い、少し前の出来事を忘れるなどの記憶障害が生じます。これを"近時記憶"の障害と呼びます。昼食を食べたのに、「私だけお昼を食べていない」と言ったり、娘が面会に来ていたのに、「娘とはずっと会っていない」と言う場合がそうです。近時記憶障害が生じると、新たな情報を記憶しにくい状況に陥り、これ自体はケアで対応するには限界があります。

　そこで認知症のケアで重視すべきことは、"感情記憶"です。近時記憶の障害で先ほど行ったことや、出会った人を覚えられない状態でも、その人と出会ったときの好き／嫌いといった印象は記憶として残ります。それが感情記憶です。たとえば先の食事の例で、「さっき食べましたよ！」という声かけをすると、否定的な言葉ですので、悪い印象を与えがちです。そのうえ看護師が「さっき食べた」ことを何度も伝えるうちに苛立つと、つい強い口調になるので、「この人は嫌な人」という感情記憶が残り、ほかのケアの受け入れも悪くなります。認知症の患者へのケアでは、悪い感情記憶を残さないで、よい感情記憶を残すことが重要なポイントです。

　食事の例では、補食を確保し、笑顔で近づき、耳のそばで、小声で「〇〇さん、お腹すいたでしょう。特別にいいもの、用意しました！　あっちで食べましょうか？」と言ってみてください。"笑顔、耳のそば、小声、「特別に」"というアプローチで、患者によい感情を抱いてもらうことができる可能性が高まります。さらに食べ終わったあとに、「よかったですね！　何かあったらまた持ってきますね！」と笑顔で声をかけると、「この看護師さんは、親切でいい人だ」というよい感情記憶が残り、ほかのケアの受け入れもよくなると思います。

Chapter 1　Section 1　急性期病院の看護師が行うケア

3　認知症の患者を混乱させないためのコミュニケーション①
非言語的アプローチ

ケアのポイント

- 認知機能や感覚機能が保たれている人と同じ方法でコミュニケーションをとらない。

- 小さな驚きでも、連続することで、混乱・怒りにつながる。できるだけ患者を驚かせないケアを心がける。

コミュニケーションの方法を見直す

　認知症の患者の混乱をできるだけ回避するためには、かかわりはじめの第一印象が重要です。第一印象がよければ治療やケアの受け入れがよくなりますし、悪ければすべてを拒否する態度につながるからです。

　急性期病院であっても、事故や発作など、何よりも命を最優先する場面ばかりではありません。入院に至った経緯や既往歴を訊ねる時間など、初期のかかわり方が、その後の混乱の程度を左右すると考える必要があります。

　ここでは、認知症の患者に対してやってしまいがちなケアを見直しながら、認知機能が低下した患者を混乱に陥れることを回避する方法を探ってみます。

　はじめに着目するのは、コミュニケーションの方法です。ポイントは、認知機能や感覚機能が低下している患者に対して、それらの機能が保たれている人と同じコミュニケーションの方法を取り入れていないかを振り返ることです。

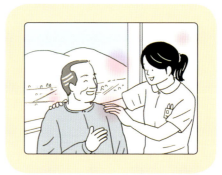

scene 4　車イスに乗っている人への声かけ

　車イスに座っている人が机に向かっています。看護師は後ろから近づいて、肩越しに「〇〇さん、トイレに行きますよ！」と声をかけました。
　そして、声をかけると同時に車イスのブレーキをササッと外し、車イスをすぐに動かし、トイレに向かい、早足に歩きだしました。

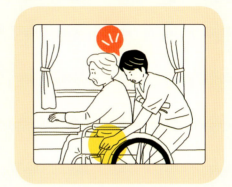

　上記は、トイレに行くために、車イスに乗っている人に声をかけている場面です。看護師は、きちんと名前を呼び、トイレに行くという声かけをしています。
　認知機能や聴覚に問題がない人の場合には、このような対応でも理解してもらえるかもしれません。しかし、認知機能が低下している人や、難聴のある人の場合には、肩越しに話しかけられても、誰かに声をかけられていることや、言われた内容をすぐには認識できません。
　このあとの患者の反応を見てみましょう。
　「何か声がしたな」と思って、確認のためにゆっくり振り向こうとした瞬間に、看護師は車イスを後ろに引っ張ります。驚いて「何だ！」と言うと、看護師は、理解を促すために、さらに大きな声で「トイレ！」と単語を伝えます。驚いているところに、大きな声をかけられ、さらに驚き、イライラが募ります。
　動きだした車イスに、患者は「何だ、どうしたんだ」と焦りますが、車イスは止まりません。周りの景色がどんどん変わっていきます。
　その間、看護師は後ろから話しかけますが、その声は認知症の患者には届きません。トイレに着くころには、「やめろー！」と叫びだすというくらいまで、患者を追い込んでしまうのです。
　繰り返される小さな驚きが、結果的に焦りや混乱、怒り、暴言、暴力につながることがあります。このような事態に陥らせないためにも、車イスを動かす前に、

できるだけよい印象を相手に与えるコミュニケーションの方法を実践する必要があります。

たとえば、まず相手と目を合わせてから話しかける、といったことです[5]。認知機能や感覚機能が低下した状態では、言語だけに頼ったコミュニケーション方法ではうまく意図が伝わりません。人のコミュニケーションは、言語、身体、行動・態度といったさまざまな方法で体現されるにもかかわらず（図）、医療者や福祉専門職は、言語のみに頼りがちです[6]。言語に頼りすぎていることへの認識が十分でないために、何げなくとってしまう行動や態度が、患者を驚かせたり、嫌な感情を抱かせるように働きかけてしまっている可能性があります。

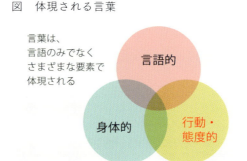

図　体現される言葉

言葉は、言語のみでなくさまざまな要素で体現される

非言語コミュニケーションはケアの基本技術

認知機能や感覚機能が低下している患者に接するときには、非言語的アプローチが重要です。急性期病院に入院している難聴高齢者の体験について興味深い記述がありますので、一部引用します[7]。

>「若い看護師はね、（私が）補聴器つけとるけん、聞こえんと思って耳元で大きな声出される。そうするとかえって何にも聞こえん。内容がわからん」
>
>「いつもはねぇ、補聴器つけとるでしょう。だから、あまり不便はないですけど、今回（入院時に持参するのを）忘れましてね。話をするとき不便です」
>
>「3人（妻・息子・娘）は皆、（医師からの説明を聞いていても）分かるわけですわな。ほいでわし1人が……聞こえたり聞こえなかったりで、詳しいことは全然わからん」

補聴器を忘れたり、あったとしても大声で話されて聞き取れない場面や、声をかけられていてもほとんど理解できない状況がよくわかります。

そして看護師の好ましい対応については、以下のような記述がありました。

>「（ある看護師は）よう分かるようにね、顔をこう、ひっつくほど近づけて、ゆ

っくり表情で話されるというか、よう分かるですわ」

「ゆっくり表情で話す」という独特な表現が印象に残ります。言語に頼りすぎると、とりあえず大声で話すという対応になり、かえって聞き取れない事態を引き起こします。認知機能が保たれている場合でも、聞き取れないのですから、難聴に認知機能の低下が加わると、医療者の話すことがいよいよ理解できなくなるのは容易に想像がつきます。「ゆっくり表情で話す」という表現について、先行文献[8),9)]を用いて推測し、ケアの技法に置き換えてみましょう。

- 相手がこちらに意識を向けていることを確認して（目が合って）から話す
- 口の動きや表情をやや大げさにして、よい印象を与えるように意識しながら意図を伝える努力をする
- 相手の返事をゆっくり待つ
- 優しく触れる

オーストラリアでソーシャルワーカーをしていたバーバラ・シャーマンは、1991年にすでにこうしたかかわりの重要性を記述しています。認知症の人は、新しい人間関係を築くことがとても難しいため、人間関係を構築する努力は、専門職の責任であると指摘しています。認知機能がかなり低下した状態であっても、"感情記憶"は残ります。「座っててくださいって言いましたよね！」という強い口調で安静を求めつづけた場合、"この人は嫌な人"と患者が認識し、負の感情記憶が強く残り、そのスタッフとのかかわりをことごとく拒否するようになります。

ケアの拒否は、認知機能の低下によるものだけでなく、医療者が認知機能が低下した人との人間関係の構築がはかれず、嫌なイメージを与えてしまったがゆえに生じている可能性もあります。認知症の進行とともに認知症の人のストレスの閾値が低下することをストレスモデルで示し、認知症が進行するほど行動・心理症状（BPSD）を起こしやすくなるとする研究もあります[10)]。認知機能が低下している人ほど、"よい印象"を与えるコミュニケーションの工夫が求められます。多忙な業務を考えると、このような個別の症状に合わせた対応はとれないと考える方もいるかもしれません。しかし、相手の理解度に合わせたコミュニケーション方法を意識することで検査や治療、ケアに対する拒否的な態度を回避できるのであれば、結果的には効率的といえます。

Chapter 1　Section 1　急性期病院の看護師が行うケア

認知症の患者を混乱させないためのコミュニケーション②
言語的アプローチ

> **ケアのポイント**
> - 嫌なイメージを与えるマイナスイメージの表現を、可能な限り減らす。
> - アセスメントのための質問が、認知症の患者にとって苦痛の原因になっていないか検討する。

マイナスイメージの言葉をポジティブな言葉に言い換える

　病院で、医師や看護師が患者に話しかける様子を観察していると、「痛くないですか？」「寒くないですか？」「困ったことはないですか？」などのように、マイナスイメージをもつ言葉を否定する形で質問している場面によく遭遇します。

　これらの声かけは、相手が体験しているかもしれない大変さを察知して、気にかけていることを表現しているのでしょう。しかし、医療の場では、認知機能が低下した患者に体調などを聞くときに、こうした声かけの仕方が、かえって相手に嫌なイメージを与えているおそれがあります。

　同じことを訊ねる場合でも、できるだけポジティブな表現を心がける必要があります[11]。たとえば、先ほどの言葉を「気分はよくなりましたか？」「部屋は暖かいですか？」「いつでもお声がけくださいね」といった表現に置き換えると、言われた人は、よりよい気分になると思います。

　声かけは一日に何回もするものです。だからこそ、よいイメージを残す言葉を探し、ポジティブな声かけを習慣づけるようにしましょう。

言葉選びや伝え方を見直す

さらに、検査などに誘導するときの言葉の選び方や伝え方にも、見直す点があります。次に検査室に誘導する場面を例示してみます。

scene 5　検査室への誘導のための声かけ

看護師
　「山田さん、採血の検査があるので検査室に行きますよ」
患者「……」
看護師（先ほどより大きな声で）
　「山田さん、採血！」
患者「……」
看護師（さらに大きな声で）
　「採血！　血をとるの！」
患者「うるさいよ、やらないよ、
　　そんなもん！」

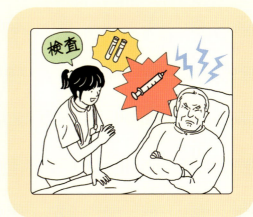

　この場面では、看護師は、相手に用件を伝えようと、「採血」「血をとる」という嫌なイメージを抱く言葉を、大きな声で何度も伝えています。

　嫌なイメージのある言葉を繰り返し怒鳴るように言われた人にとって、よい感情にはつながりません。患者も大きな声で拒否的な態度を示さざるを得なくなっています。

　よい感情記憶を残すことを意識して、「○○さんが楽になるための検査に行きましょう」のように、"楽になる"という言葉を入れたり、検査という言葉そのものが嫌な印象を与えると考えられる場合には、「ゆっくりお話ししたいので一緒に歩きましょうか？」と声をかけ、機嫌がよくなったところで「せっかく病院に来られたのだから、ついでに検査もすませましょうか？」とつなげることで、うまくいくこともあります。

アセスメント時の問題を考える

　最近では、エビデンスベースドナーシングということが意識されるようになり、アセスメントの重要性が指摘されています。しかし、認知症の患者へのケアでは、アセスメントのための情報収集の仕方にも注意する必要があります。

　認知機能が低下している状態では、他者の話を聞き取って、それを頭のなかで整理し、返事を自分の言語で表現することに、想像以上に時間も労力も要することがあります。そのため、嫌なイメージのある言葉が繰り返されたり、質問に答える際に考えなければならないようなときに、苛立つ高齢者もいます。

scene 6　痛みのアセスメント

看護師「これまででいちばん痛かったのを10として、いまの痛みはどれくらいですか？」

患　者「わからないよ」

看護師「いまは、痛みはありますか？」

患　者「痛み……うーん、痛いといえば痛いのかな」

看護師「これまででいちばん痛かったときほどは、痛くないですか？」

患　者「これまでにいちばん痛かったとき……わからないよ」

看護師「でも、痛みはあるんですね？」

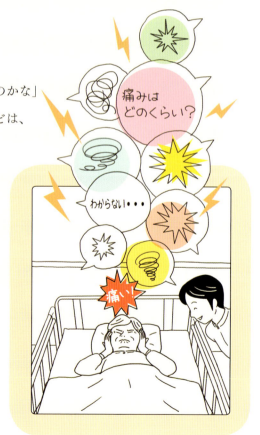

scene 6は、痛みのアセスメントをしている場面です。痛みという抽象的な観念をできるだけ客観的に評価するために、痛みスケールを使用し、継続的に記述することは多いと思います。
　しかし、ここで注意したいのが、強い痛みを感じるたびに、基準となる「これまででいちばんの痛み」自体が変化するということです。
　また、「いちばん痛かったのはいつだろう？」などと考えている間中、患者は痛みに意識を向けなければなりません。手術後や発作後などの場合、1〜2時間ごとにバイタルを測定することがありますが、そのたびに痛みについてしつこく聞かれると、いっそう痛い気分になってもおかしくないのではないでしょうか。
　ある急性期病院の脳外科病棟では、くも膜下出血の術後、1時間ごとに痛みを確認していました。たびたび痛みに意識を向けるのは苦痛だろうと感じ、看護師に何のために何度も痛みスケールを用いて確認しているのか聞いてみました。すると、鎮痛剤を使用するかを判断するためとのことでした。
　鎮痛剤を使うだけならば、「痛み止め、使いますか？　我慢しなくていいですよ」と聞いたほうが、痛みに意識を向ける時間は短くなりますし、表現が端的なので、言葉が伝わりやすくなります。
　痛みに対するよりよい看護介入の方法を検討する目的で、痛みのデータを蓄積・分析するのであれば、痛みスケールを使用する必要があります。しかし、鎮痛剤使用の判断のみに使うのであれば、目的に合わせて端的に表現するほうが好ましいといえます。

　アセスメントの重要性は理解できますが、アセスメントをすることで患者を苦しめたり、イライラさせているのでは、本末転倒です。アセスメント項目について、時間ごとに正確に情報を聞き取ることを頑張りつづけるだけでは、患者が苛立つ機会を増やすおそれがあります。
　そのアセスメント項目がなぜ必要なのか、一日に何回も聞く必要があるのか、患者に嫌な感情記憶をできるだけ残さないような別の言い方はないのかなど、患者の心理を配慮して検討する必要があります。

Chapter 1 Section 1 急性期病院の看護師が行うケア

❺ 集団ケアの活用

> **ケアのポイント**
>
> ● 患者が一人で過ごす時間が長いと、せん妄を発症するリスクが高まる。
>
> ● 患者が一人で過ごす時間をなるべくなくすために、
> 介護施設などで行われている集団ケアの導入を検討する。

急性期病院で行う集団ケア

認知症の患者に、円滑に診断・治療を受けてもらうためには、"認知症の患者の不安・混乱を避けること"と"ケアを拒否したい気持ちにさせないこと"が重要です。前二項では、個々の患者へのコミュニケーションを工夫することで、患者がこうした反応を起こしづらくなることを述べました。

ここでは、集団で行うケアを急性期病院での日々のケアに取り込むことが、認知症の患者のせん妄の予防につながる可能性があることを述べます。

集団ケアでせん妄を予防する

多床室に入室しても、ベッドの周りのカーテンを閉めて過ごす患者は多くいます。食事もベッドサイドで摂るため、ほかの患者との接点をつくることが難しい状況にあるといえます。

高齢患者が一日のほとんどを一人で過ごす期間が長くなれば、認知機能や身体機能の低下につながります。さらに、安静を強いられたり、狭い空間で過ごすストレスから、せん妄を引き起こすリスクが高くなります。

そこで、参考にしたいのが、介護施設で頻繁に行われている集団ケアの取り組みです。

集団ケアは、長時間にわたって行うと、かえって患者に精神的負担を強いることがあるため注意が必要です。一方、病院のように、患者が一人で過ごす時間が長い状況では、あまり長時間にならないように気をつけながら集団ケアの機会を提供することで、他患者との交流が生まれ、せん妄や認知・身体機能低下予防に有効と考えられます。

　たとえば、傾聴ボランティアに依頼し、リアリティオリエンテーションを意識して、ほかの患者と一緒に新聞を読んだり、身体を動かすことを意識してみんなで体操をするといった方式ならば、急性期病院での日々のケアに取り込むことができるかもしれません。実際に、院内デイケアを設置したり、病棟ごとに行う集団ケアを実施している病院もあります[12]。

集団オリエンテーションが認知機能低下予防につながる

　以前、急性期病院での病棟看護研究で、人工関節および脊椎手術を受ける患者に対して、術前の患者と術後の患者が一緒になって安静度を確認しながら、身体を動かすという集団オリエンテーションを行いました。

　それまで、看護師が術前・術後に、クリニカルパスに沿って、パンフレットを用いて、口頭で説明していましたが、高齢患者に理解・記憶してもらえないことが課題でした。集団オリエンテーションでは、術前の患者は術後の状態や回復の過程を知ることができ、術後の患者どうしで「あなたがいま動けるのは、まだここまで」などと、手術の流れや現在の状況を伝える場面があったそうです。安静度やリハビリテーションの範囲について、集団オリエンテーションで繰り返し聞くことで、理解されやすくなることや患者どうしのコミュニケーションが生まれることがわかりました[13]。

　このような集団オリエンテーションの効果が、すべての認知症の患者に有効だとは言い切れませんが、通常は看護師が個別に行っている術前・術後のオリエンテーションを、集団ケアとして活用することで実践可能性が高まるのではないでしょうか。

Chapter 1　Section 2　病棟で取り組む認知症ケア

① ケアのあり方を病棟全体で変える工夫

> **ケアのポイント**
>
> ● ケアの現状を改善するための取り組みは、病棟単位で取り組む。
>
> ● 意見交換の場では、立場のある人がリーダーシップをとり、公平に意見を求め、普段の業務に支障が出ないよう、効率よく進める。
>
> ● よいケアは褒め合い、言語化して共有する。

ケアのあり方を変更するのが難しい理由

　看護師の一日の業務は、通常、病棟単位で調整されています。効率的に業務を遂行するためには、病棟全員が決められたスケジュールどおりに動く必要があります。患者のことを思って、「病棟でも、もっと歩かせてあげたい」「廊下や階段を歩かせてあげれば、行動・心理症状（BPSD）が少し落ち着くのではないか？」などと思うスタッフがいても、業務スケジュールやほかの看護師への配慮から、なかなか実践に移せないというジレンマを抱える看護師も少なくないでしょう。

　このようなケアの現状を改善する対策を、看護師個人の資質のみに求めることには、限界があります。病棟単位で取り組まなければ、本質的なケアの変更にはつながりません。そのためには、看護師どうしで意見を交換できる場を設けることが必要です。

　意見交換の際のポイントは、次のとおりです。

①必ず病棟単位で実施する

②立場のある人がリーダーシップをとり、患者の日々のコミュニケーションや活動的に過ごすことの重要性について、具体的な表現で発信しつづける

③病棟のスタッフから公平に意見を求め、患者が拒否なく受け入れられたケアが

あれば、それを言語化して共有する

④よいケアを実践していると思ったときは、スタッフどうしでその実践を言語化して褒め合う

⑤意見交換の場に時間をかけすぎない。一人がダラダラと話をするのではなく、限られた時間を有効に使いよい印象を残す工夫をする

　リーダーシップをとる人には、このような場を設ける際に、ある程度の負担がかかる可能性があります。しかし、こうした取り組みによって、認知症の患者の症状が軽減される成功体験を重ねることができれば、病棟全体での認知症ケアの改善につながります。さらに、互いの仕事の内容やケアに対する考え方を理解することで、スタッフ間の人間関係の改善にもつながると考えられます。

研修会で日々のケアへの意識が変わった

　最後に、急性期病院で実際に行った取り組みを紹介します[14]。

　精神科病棟で、精神科部長と看護師長が中心となって、行動制限最小化委員会の活動と、ユマニチュードというケア技法の基礎研修を並行して実施しました。ケア技法の基礎研修は、看護師・看護助手全員が受講しましたが、研修および病棟での実践を進めるなかで、看護師の意識の変化が見られました。

　研修後4か月の段階で受講者にインタビュー調査を実施したところ、「歩かせてあげたいが、7人担当していたら、残りの6人はどうするのか？」「夜間、安全のために体幹抑制をしたけれど、朝になって外せたんじゃないか。どうして外してあげなかったのか？」と、行動制限の実施についてジレンマが生じていました。

　そして、研修から8か月後に再度インタビューを実施したところ、「抑制を外すのが早くなった」「必要時抑制という指示が出ていても抑制しないことが普通になった」「スタッフ全員が転ぶ理由を理解してくれるから、怖くなくなった」「点滴を抜かれるから身体抑制をするくらいなら、点滴をやめよう。とりあえずやめて、次の日必要なら考えよう」など、行動制限をやめることに前向きな発言に変わりました。

　病棟での意見交換や研修などの学びの場を定期的に設けることが、日々のケアを変えていく力になることを実感できる例だと思います。

Chapter 1　Section 2　病棟で取り組む認知症ケア

❷ ボランティアの活用

> **ケアのポイント**
> - 看護師の業務をサポートする存在として、ボランティアの活用を検討する。
> - 看護師とボランティアとの間に関係性を構築することが重要である。

入院患者が動くことができる体制の整備

　近年の、記録物の増加、認知症ケア加算も含めたアセスメントの増加、入院期間短縮による入退院の増加に伴う煩雑な手続きなど、急性期病院の看護師は、絶えず業務に追われています。そのような状況で、たとえば「患者の日常生活動作（ADL：Activities of Daily Living）支援のためにできるだけ動いてもらうことが大切である」と言われても、「それはわかるが、マンパワーが不足していて、そこまで手が回らない」と考える看護師は少なくないと思います。たしかに、患者が可能な限り自力で動くケアを進めるためには、転倒・転落のリスクを伴うため、事故を防ぐためのマンパワーを確保しなければなりません。多忙な業務に追われる看護師や看護助手に、見守りの役割をさらに担えというのは非現実的です。そこで検討したいのが、ボランティアの活用です。

　これまでも、ボランティアを活用している急性期病院はあると思いますが、その多くは、傾聴ボランティアなど病棟内で座ってかかわってもらうものでした。ここで提案するのは、散歩などの活動補助を行うボランティアです。

ボランティア活用の流れと注意点

　患者の散歩などの活動にボランティアを活用する際は、まず、離院リスクやふらつきによる転倒・転落のリスクをアセスメントしたうえで、ボランティアと散

歩できる患者を選定します。

　散歩してもらう範囲は、はじめは棟内、院内、敷地内などを設定します。何かのときにすぐに連絡をとる方法（PHSの貸し出しなど）を定めることで、患者の移動できる範囲を広めることができます。

　ボランティアを依頼したあとは、任せっきりにしないように注意してください。病棟でボランティアに会ったら、看護師から「ありがとうございます。助かります。今日は誰のところに行くんですか？」などと、積極的に声をかけ、ボランティアとの間に関係性を築くことがポイントです。

　以前、病院で活動するボランティアに話しかけたときのことです。「何か気になることはないですか？」と聞くと、「病棟で患者さんと話して気になったことを伝えたくても、看護師さんは忙しそうで声をかけられない」「誰からも声をかけられず、本当に自分が必要なのか悩む」という答えが返ってきました。

　そこでその病棟の看護師に、ボランティアとの接点について尋ねると、「いつ来ているのか、ときどき見かけても何をしてるかわからない」「軽く会釈はするが、話をしたことはない」という答えでした。ボランティアと看護師の意思の疎通や情報交換がうまくいっていないことが明らかになりました。

　日本では、まずボランティアを探すことにかなり苦労します。そのうえ、せっかく来てくれる人材が見つかっても、重用できなければ意味がありません。

　ボランティアとの関係性をうまく築ければ、その方に長期間通ってもらえる可能性が高まります。関係性を築けたボランティアが、見守りやADLが保たれている認知症の患者の歩行に付き添いを行ってくれることで、看護師にも精神的に余裕が生まれます。その余裕が、認知症の患者へのケアにも表れ、結果的に認知症の患者を混乱させないことにもつながっていきます。

Chapter 1　Section 2　病棟で取り組む認知症ケア

❸ 医師への情報の伝え方

> **ケアのポイント**
>
> ● 日々のケアで観察したことと、治療や患者の状況や先々に起こり得ることとを関連させて、端的に伝える。
>
> ● 患者のことを第一に考えて情報を伝える。看護師が医師に伝える情報や伝え方によっては、治療選択の結果が患者にとってよいものにも悪いものにもなる可能性があることを意識する。

看護師の伝え方によって治療方針が変わる可能性がある

　看護師は、患者のいちばん身近にいる医療者です。それはつまり、治療方針が患者の生活に与える影響について、最も評価しやすい立場にあるということでもあります。したがって看護師には、毎日のケアのなかで、患者の身体を拭くときに皮膚の状態を確認したり、移動介助時などに身体の動きを把握することで、「このまま安静を保っていたら、褥瘡ができるし、筋力が低下して歩行できず自宅退院は難しくなる」とか、「ここで向精神薬を出したら、ふらつきが出て転倒リスクが高まる」など、先々に起こり得ることを予測して、それを医師に伝える役割を担うことが求められます。

　医師に情報を伝える際のポイントは、次の2点です。
①治療内容や検査と患者の状況を関係づけること
②内容は具体的に、かつ端的に伝えること

　たとえば「持続点滴があることで安静が長くなり、不穏になっている」など、治療とその効果について、できるだけ具体的に状況を伝えましょう。そのとき、もし可能ならば、「持続点滴の代わりに、抜き差しで抗生剤を投与できないでしょうか？」といったように、看護師としての立場からよいと思われることを提案し

てもよいでしょう。医師に情報を伝える際に、理学療法士や作業療法士など、ほかの専門職の協力を得ることで、伝えやすくなる場合もあります。

　ときには看護師の考えが、医師の意見と異なる場合もあるかと思います。治療方針の最終決定者であり責任者は医師です。医師の指示に反して、看護師が勝手に治療方針やケアの内容を変えることはできません。しかしだからといって、医師の指示をそのまま受け入れるだけでは、看護師の業務として十分ではありません。患者のことを第一に考え、自分たちの意見を伝えることが大切です。

　医師への情報伝達がうまくいかない場合は、仲間の看護師の伝え方を参考にするのもよいでしょう。病棟内に、医師への伝え方がうまい看護師がいたら、どのように伝えればよいのか、情報交換することも有効です。また、主治医の同僚や上司に相談する、ケースカンファレンスで積極的に意見を言うといったことも考えられます。

看護師の伝える内容が患者に不利益を与えることも意識する

　一方で、看護師の伝える情報次第で、患者に不利益を与えてしまう場合もあることを忘れてはいけません。たとえば、看護師のほうが薬剤による対応に頼ってしまい、医師に「先生、Gさん、最近夕方から不穏になるので、処方お願いします」などと伝えることは、過剰な向精神薬の処方につながりやすくなります。

　医師が病棟にいなくなる時間を見越して、本当に困ったときのために頓用薬の処方を依頼することはあると思いますが、看護師が安易に「不穏」＝「向精神薬を早めに」という発想をもつと、無用な薬剤を投与されることになり、患者の不利益につながります。

　行動・心理症状（BPSD）の悪化やせん妄などを引き起こさないためには、日中に動いてもらうこと、ほかの患者と接点をもつなど刺激を得ることとともに、嫌な治療やケアを可能な限り減らす努力と議論を重ねることが重要です。

　看護とは、「看て護る」ことです。患者の身体的・精神的苦痛を看る努力をし、苦痛があるならば、苦痛から護る努力が求められます。医師に治療にかかわる情報を伝える前には、その情報が「本当に患者のためになるのか」をよく考えてみる必要があります。

引用文献
1) 千田睦美, 水野敏子 (2014)「認知症高齢者を看護する看護師が感じる困難の分析」『岩手県立大学看護学部紀要』16, 11-17
2) 水野裕 (2014)「認知症の行動・心理症状（BPSD）と薬物療法」鈴木みずえ編『急性期病院で治療を受ける認知症高齢者のケア』日本看護協会出版会, p27-34
3) 高橋智 (2011)「認知症のBPSD」『日本老年医学会誌』48(3), 195-204
4) 井藤英喜, 高橋龍太郎, 是枝祥子監修 (2011)『写真でわかる生活支援技術：自立を助け、尊厳を守る介護を行うために』インターメディカ, p135
5) 鈴木みずえ (2016)「認知症のある高齢者がよい状態を維持するための看護について理解できる」『急性期病院でのステップアップ認知症看護』日本看護協会出版会, p102-105
6) Ito M, Takahashi R, Liehr P (2007). "Heeding the Behavior message of elders with dementia in day care", *Holistic Nursing Practice* 21(1), 12-18
7) 横尾美希, 原祥子 (2011)「急性期病院に入院している難聴高齢者の難聴に由来する体験」『老年看護学』16(1), 66-74
8) 本田美和子, イヴ・ジネスト, ロゼット・マレスコッティ (2014)『ユマニチュード入門』医学書院, p64-73
9) Barbara Sherman (1991) *Dementia with Dignity*, p111-113
10) Hall GR, Buckwalter KC (1987), "Progressively lowered stress threshold: A conceptual model for care of adults with Alzheimer's disease", *Archives of Psychiatric Nursing* 1, 399-406
11) 本田ほか前掲書p42-51
12) 聖隷三方原病院では、なごみケアという集団ケアを病棟ごとに実施している（鈴木前掲書）。
13) 幸田留美子, 町田あかね, 稲見郁美, 小林まさみ (2011)「人工関節および脊椎手術を受ける患者への入院から退院までの集団オリエンテーションプログラムの効果」『平成23年度院内研修ステップIV看護研究収録』p11-34
14) 伊東美緒, 木村陽子, 池田勝代, 佐竹明美, 古田光, 島田千穂, 大渕修一, イヴ・ジネスト, ロゼット・マレスコッティ, 本田美和子 (2016)「急性期病院精神科病棟でユマニチュードを導入したことによる行動制限実施状況の変化　研修から4か月後、8か月後に実施したフォーカスグループインタビューより」『認知症ケア学会誌』15(1), 318

Chapter 2

急性期病院に入院する患者の身体状態と求められる支援

認知症の診断・治療

アルツハイマー型認知症、レビー小体型認知症、血管性認知症の症状とケアのポイント、治療方法について、看護師として知っておくべき知識を解説します。

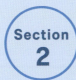

本人・家族への支援

認知症という事実を前にした本人や家族の心理を考え、どのように支援していけばよいかを探ります。

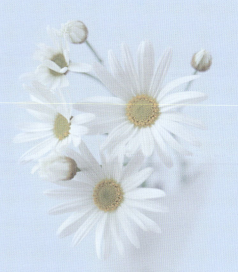

Chapter 2 Section 1 認知症の診断・治療

1 アルツハイマー型認知症の症状と診断・治療

ケアのポイント

- 初期症状として"近時記憶障害"と"時間見当識障害"が現れる。

- 医療者が思う以上に、本人は医療者の話を理解していない場合がある。本人が覚えていなければ、同じ説明を何度でも繰り返すことが必要。

アルツハイマー型認知症の症状とケアのポイント

　アルツハイマー型認知症（AD：Alzheimer's Disease）は、脳機能が低下していき、10年前後の経過で死亡する慢性進行性の神経変性疾患です。認知症の原因では最も多く、高齢者の認知症の原因の5～6割を占めます。

　アルツハイマー型認知症で初期に現れるもの忘れは、「昔のことは覚えているが、昨日のことが思い出せない」といった"近時記憶障害"です。また、「日付や曜日がわからない」といった"時間見当識障害"も初期に現れます。

　近時記憶障害のため自分の行動を覚えていなくても、さもありなんという話をする"取り繕い言動"と呼ばれる作話が見られます。

　また、会話の流暢さに比べて、言語理解の障害が比較的初期から出やすいため、こちらが想像するよりも、医療者の説明を理解していないことがあります。同時に複数のことを処理することも、症状の初期から比較的苦手です。

　進行してくると、いまいるところがどこかわからないという"場所見当識障害"が出現します。自宅など、慣れた場所で習慣的な生活をしている限りは、初期では大きな問題は生じませんが、入院などの非日常的な場面では場所見当識障害のため混乱をきたしやすいといえます。

このような特徴から、アルツハイマー型認知症の方が入院した場合、以下のような、本人にとってはわけのわからない状態にあるといえます。したがって本人に強い混乱と不安が生じていることは、容易に想像できるでしょう。

- いまどこにいるかわからない
- 病院だとわかっていても、なぜ病院にいるかわからない
- いつからここにいるかわからない
- なぜ点滴をしているかわからない
- 食事を摂ってはいけないと言われたが、なぜだかわからない
- トイレに行こうと歩いていたら「じっとしていなければいけない」と怒られた
- 知らない人が自分を知っているかのように入れ代わり立ち代わり現れる
- 白衣を着た人がやってきて、いろいろと言っていったが何のことかわからない
- 何の覚えもないのに「これさっき説明しましたよね」と言われた

各種医療処置や安静、病院の規則を守ることができるのは「自分は○○のため○○病院に入院していて、診断や治療のために××が必要」という認識があるからです。その認識が不十分な認知症の患者に、状況の説明もせず医療者の論理を押しつけてはいけません。

本人が覚えていなければ、同じ説明を何度でも繰り返すことが必要です。「さっき言いましたよね」「同じことばかり言わせないで」などの言葉は、患者を強く傷つけてしまう可能性があります。

診断と治療の方法

アルツハイマー型認知症の診断は、経過や現症（患者の現在の状態）の問診と各種検査による他疾患の除外で行います。形態画像検査では、海馬の萎縮が見られます。ドネペジルなどの抗認知症薬を投与することで、症状の進行を遅延させることができますが、認知機能障害や生活障害を評価し、段階に応じた適切なサポート体制をつくることが大切です。

Chapter 2　Section 1　認知症の診断・治療

② レビー小体型認知症の症状と診断・治療

> **ケアのポイント**
>
> ● 初期症状として、"注意障害"や"実行機能障害"が目立つ。
>
> ● "幻視"や"錯視"などの症状が見られても、患者の体験を全否定せず、本人の話を聞いたうえで、支持的なケアをする。

レビー小体型認知症の症状とケアのポイント

　レビー小体型認知症（Dementia with Lewy Bodies。以下DLB）の中核的症状として、パーキンソン症状、幻視、認知機能の変動、REM（Rapid Eye Movement）睡眠行動異常（REM睡眠期には夢に影響されてはっきりとした寝言を言ったり、激しい体動を生じたりする）の4つがあります。また、便秘、起立性低血圧といった自律神経症状を呈しやすい、抗精神病薬の副作用が出やすい、せん妄を生じやすい、抑うつや意識低下を呈しやすいなどの特徴が見られます。

　アルツハイマー型認知症では、まず近時記憶障害が目立つのに比べ、DLBでは"注意障害"や、物事を段取りよく、効率的に進められなくなるという"実行機能障害"が目立つため、アルツハイマー型認知症を念頭に置いた情報聴取では、DLBを疑うことができない場合があります。入院時のアセスメントでは、寝言やパーキンソン症状、幻視、認知機能の変動について、情報をとるように心がけます。

　近時記憶障害や見当識障害が目立つ例では、アルツハイマー型認知症と同様の不安や混乱が生じることがあり、このようなときは、状況を何度でも説明するとともに、患者が安心できるような対応が求められます。一方、認知機能の変動のため、調子がよいときは非常にクリアになる患者もいます。変動のパターンがわかれば、認知機能がよいときに協力が必要なケアを行います。

DLBの幻視では、人物や小動物などが見える場合が多いです。幻視は当人にとっては現実味をもってありありと見えているため、「見えるわけがない」「見えるなんておかしい」など、患者の体験（訴え）を全否定する言葉は避けなければいけません。当人に見えていることは認めたうえで、自分には見えないことを説明する、見えているという場所に行って確認してみる、などの対応をします。

　"錯視"という、実際にあるものが違って見えることもあります。そのような訴えがあった場合も、本人の訴えをしっかりと聞いたうえで、見間違いかもしれない旨をやんわりと説明します。幻視や錯視は、環境整理（カーテンを柄のないものにする、夜でも少し明るくしておく、ベッド周囲を整理整頓しておく、など）で改善することもあります。

　自律神経症状として、くらくらする、頭がすっきりしない、何となく調子が悪いといった訴えをすることがあり、不定愁訴で片づけられてしまっている場合があります。一見明らかな医学的異常がないように見えるのに何回も訴えるため、心気障害や身体表現性障害（精神症状として身体の症状が出ている、過剰に身体の症状にこだわる、という疾患）と誤って診断されることもあります。患者の不調の訴えは、身体的根拠がある可能性を考えて、頭ごなしに否定せず支持的なケアで対応することが重要です。

　また、せん妄を起こしやすいという特徴もあります。せん妄の治療では抗精神病薬がよく用いられますが、DLBでは薬剤性のパーキンソン症状をきたしやすいため、注意が必要です。ごく少量の薬剤でも、強いパーキンソン症状を生じる場合があります。流涎、むせこみ、筋固縮の出現に十分注意を払う必要があります。

診断と治療の方法

　DLBの診断は、特徴的な症状があるかないかで行います（特殊な画像検査として、脳ドパミントランスポーターシンチグラフィや心筋MIBGシンチグラフィがありますが、診断のために必須ではありません）。

　治療は抗認知症薬であるコリンエステラーゼ阻害薬を用いますが、症状に合わせて抗パーキンソン病薬なども使用します。治療を適切に行うと、認知症症状や幻視が劇的に改善する例もあります。

Chapter 2　Section 1　認知症の診断・治療

❸ 血管性認知症の症状と診断・治療

> **ケアのポイント**
>
> ● 症状は、脳血管障害でどこの部位が障害されたかによって異なる。
>
> ● 当たり前にできていたことが、脳血管障害のためできなくなり、患者本人は大きな喪失を体験している。
>   障害をもちながら生活するつらさに配慮し、常に支持的なケアをする。

血管性認知症の症状とケアのポイント

　血管性認知症は、脳出血、脳梗塞、動脈硬化などの脳血管障害を原因とする認知症です。症状は、脳血管障害で脳のどこの部位が障害されたかによって異なります。記憶に重要な役割を果している部位が障害されていなければ、近時記憶障害を認めないこともあります。また、血管性認知症では、認知機能障害のほかに、麻痺や感覚障害などを合併している例が当然多くなります。

　それまで当たり前にできていたことが、脳血管障害によってできなくなることは、患者本人にとって大きな喪失体験となるため、抑うつやイライラを呈することがあります。障害をもちながら生活していることのつらさには、常に支持的なケアで対応することが望まれます。患者との信頼関係が築けていれば叱咤激励も有効なときがありますが、十分に関係をつくってからのほうがよいでしょう。

　とくに失語のある患者では、抑うつを生じやすいといわれています。失語にはさまざまなタイプがありますが、聞いたことを理解できなかったり、言いたいことを言えなかったり、という症状があっても、周囲の状況の認識はできている場合が少なくありません。非言語的なコミュニケーションで安心感を与える、本人の障害に応じたコミュニケーション法を模索する、などの対応がまず必要です。

脳血管障害の患者では、前頭葉機能低下をきたすことがあります。その結果、実行機能障害、意欲低下、感情や行動のコントロール不良などの状態に陥りやすくなります。そのためちょっとした刺激でも、カッとして、暴言や暴力といった逸脱行動を生じることがあります。アルツハイマー型認知症で見当識障害や近時記憶障害による状況認識不良から混乱を生じて暴力的な行動をとってしまうのとは違い、ある程度状況を理解したうえで逸脱行動に至っているため、「人を見て」「場面を選んで」怒っているように見えます。そのため、問題のあるタイプの人と思われてしまうことがありますが、前頭葉機能低下による症状であると理解して、患者に陰性感情、否定的な感情をもたないようにしましょう。

　患者が怒りの最中にいる場合は、一度距離をとって、怒りが収まるのを待ちます。イライラが強いときに患者に説得を繰り返すと、怒りが収まるのを妨げ、患者の本心では意図しない衝動的な行動につながることがあります。

診断と治療の方法

　血管性認知症の診断では、画像検査で認知機能低下の原因となる脳血管障害があるかどうかが重要です。アルツハイマー型認知症を合併している例も少なくありません。

　治療としては、新たな脳血管障害の予防のため、抗血小板療法や抗凝固療法を行います。また、危険因子（リスクファクター）となる疾患（高血圧、糖尿病、脂質異常症など）の治療も重要です。

　認知リハビリテーションも適応となります。易怒性やイライラが強く、ケアを工夫してもうまくいかない場合は、向精神薬の投与を検討します。血管性認知症の症状は多彩であり、より個別的なケアが必要となる場合が多いです。

Chapter 2　Section 2　本人・家族への支援

❶ 患者本人への支援

> **ケアのポイント**
>
> - 自身の認知症発症の事実に向き合う作業に寄り添い、仲間と共有できる居場所をつくる。
>
> - 本人の困りごとや希望に耳を傾け、不安を取り除き、意思を尊重した支援を行う。
>
> - 進行性の生活障害をもつ本人には、早いうちに社会資源を利用し、支援者との関係を築くことの重要性を伝える。

認知症と診断された本人の気持ちを理解する

　認知症と診断された本人にとって、その事実を受け止めることは、容易ではありません。なぜなら、本人を含む多くの人は、認知症に対して「自立性が損なわれ、いずれ他者に迷惑をかける病」という悲観的なイメージをもっているからです。

　これまで出会った多くの認知症の本人が、周囲からだけでなく、自身への偏見に深く悩んでいました。仲間と同じ悩みを共有することで、認知症は特別な病ではないという相対化が生じ、自身への偏見が和らいだ人も多くいました。ですから、同じ話を繰り返しても心置きなく安心して話せる場をもち、専門家や仲間が悩み（心の内）に丁寧に耳を傾け合う双方向的なピアサポート[1]が重要です。

　また、認知症の本人にとって、日常生活で自身の躓き、失敗を突きつけられたときの衝撃は、計り知れません。というのも、認知症の基本的な3つの障害（認知機能障害、行動・心理症状、生活障害）（図）のうち、最も自覚しやすく、基本的で持続的な課題は、生活障害だからです。

　ある認知症の男性は、足腰の弱い妻に代わって担当している洗濯物の取り込み

図　認知症の基本的な3つの障害[2]

認知機能障害	行動・心理症状（BPSD）	生活障害
近時記憶障害、時間見当識障害、場所見当識障害、視空間認知障害、注意障害、作業記憶障害、実行機能障害、言語理解障害、発語障害、意味記憶障害など	妄想、幻覚、誤認、抑うつ状態、アパシー、不安、徘徊、焦燥、破局反応、不平を言う、脱抑制、じゃまをする、拒絶症など	・基本的日常生活動作能力（排泄、食事、着替え、身繕い、移動、入浴）の障害、 ・手段的日常生活動作能力（電話の使用、買い物、食事の支度、掃除、洗濯、交通手段を利用しての移動、服薬管理、金銭管理）の障害など

を2日続けて忘れたとき、「もう自分はだめになった…」と語りました。このように生活障害は、「単なる日常生活の困りごと」を超えた「自己イメージの喪失」として重く響くことがあります。日々の生活の躓きに最初に直面し、不安を抱くのは、ほかでもない本人です。本人が感じる日々の生活のしづらさ、不安に耳を傾けながら、生活障害を補う具体的な工夫をともに模索することも大切です。

したがって認知症と診断されたあと、最初に提供されるべき重要な支援は、発症した事実と向き合い、希望と尊厳を失わず、種々の支援を利用すれば自分らしい生活を続けることができると考えられるようにする心理教育です。

本人らしい生活を実現する心理教育

心理教育では、いずれ生活支援が必要になること、そのために早くから社会資源を利用して支援者との関係を築き、理解者を増やすことの重要性を本人に伝えることが大切です。私たちは、診断後の本人と家族を対象に、心理教育の一環として情報的サポートとして「認知症はじめて講座」を、また、情緒的サポートとして「私たちで話そう会」や「思い出の会（回想法）」を行っています。診断とその後の支援が一体で提供されることで、はじめて本人・家族は、認知症を発症してからの新しい人生の第一歩を踏みだせるようになるでしょう。

多くの人が認知症に抱く疾病観は、私たち医療介護従事者が適切なサポートをすることで、きっと変わることでしょう。私たちは、診断後最初に出会う支援者として、伴走する姿勢でかかわり、本人に信頼してもらえるようになることが大切です。

Chapter 2　Section 2　本人・家族への支援

② 家族への支援

> **ケアのポイント**
>
> ● 身内が認知症になった事実と向き合う過程に寄り添い、気持ちを受け止める。
>
> ● 診断後、各病期の課題と必要な支援について情報を提供し、身内が認知症発症後も穏やかに暮らす展望を抱くことができるようサポートする。
>
> ● 悩んでいるのは自分だけでないという「経験の共有化」と認知症はありふれた病気であるという「相対化」をはかる双方向的なピアサポートの場を提供する。

家族を支える2つのサポート

　身内が認知症と診断され、何の葛藤もなく診断の事実や介護役割を受け入れる人はいないでしょう。家族は、健常なころの本人をよく知り、情緒的な絆があるほど、その事実を認めがたいものです。

　それに加えて、認知症の進行に伴って生活支援の比重は徐々に高まります。
①介護体制や生活様式など家族間の援助機能の再編
②本人への日々の対応
③社会資源の導入
④家族自身の生活
などといった、待ったなしの現実的な課題が幾重に重なります。

　家族支援に携わる私たちは、家族のこのような背景や苦労を理解しておくことが大切です。本人への支援同様、家族にも、診断とその後の支援を一体で提供する必要があり、「情報的サポート」と「情緒的サポート」の二本立てで行われることが重要です。

1 情報的サポート

認知症とは進行性の生活障害であるため、情報的サポートでは、病期によって変わりゆく介護上の課題を伝える必要があります。ほかにも「中核症状と周辺症状の理解と予測される経過と留意点」や、「症状の背後にある本人の心理」「基本的な対応の仕方」「認知機能レベルに合わせた日常生活上の工夫」「社会資源の活用」「家族機能と役割分担」について、網羅的に伝えられるとよいでしょう。

2 情緒的サポート

診断を受け入れられず、介護の第一歩を踏み出せるようになるまで、逡巡する家族も少なくありません。身内の認知症発症に向き合う情緒的サポートも重要です。このとき専門家以外に、経験者や仲間と双方向的に交流することが有効です。

たとえば、社会資源の導入は、家族にとって大きなハードルですが、先輩介護者から具体的なエピソードを聞くことで、援助を受けながら本人・家族が自分らしく生活できる自立観に出合い、導入に前向きになる人もいます（CASE）。

家族会などの家族支援プログラムの多くは、月に1度、たった数時間ですが、ここでの交流が、次回までの自分を支える原動力となる家族も少なくありません。

CASE　心の支えになった家族会

ある娘介護者が、父の看取り後にこんな話をしてくれました。

> 認知症が軽度のころは、進行することが不安で仕方がありませんでした。藁にもすがる思いで、家族会に参加しました。
>
> 家族会では、病期ごとに必要な支援について、最初から学ぶことができました。そのため、父の認知症が進行しても、学んだ知識をなぞるように体験し、先手を打つことができてよかったです。また、家族会で、結局、認知症の特効薬はないことを知りました。
>
> でも、家族会で話をしたり、交流をとおして、父や自分の置かれている状況を知ってくれている人がいること、そして、困ったときに相談できる人がいることが実感でき、大きな支えとなりました。

このように、初期の支援で得た知識や支援者・介護仲間との交流が、看取りまでの家族を支える礎（いしずえ）になることもあります。

ときに介護の苦労がユーモア交じりに語られ、一斉に大笑いすることがストレス解消になることもあります。認知症のように長丁場となる介護において、一時(いっとき)のユーモアや楽観性が侮れない効果をもつことに気づく人もいます。

　また、日々のままならなさと折り合いをつけ、幾多の困難を乗り越えるうちに、自分の成長に気づいたという家族もいます。

　家族支援とは、本人と家族が希望をもって生活しつづけるための支援でもあります。私たち多職種は、自身の専門性に基づいて、それぞれの出番で家族に生じる「いま、このとき」の不安とともに向き合う姿勢でかかわり、しっかりと次の職種に支援のバトンを渡していきたいものです。

引用文献
1）peer support。同じような立場にある仲間どうしが互いに行うサポートのこと。
2）粟田主一編著（2015）『認知症初期集中支援チーム実践テキストブック：DASCによる認知症アセスメントと初期支援』中央法規 p33の表2-1より改変引用

参考文献
扇澤史子（2014）「認知症をかかえる家族へのアプローチ」『精神療法』40(5), 662-667
扇澤史子（2015）「家族介護者が直面する課題と初期支援」粟田主一編著『認知症初期集中支援チーム実践テキストブック：DASCによる認知症アセスメントと初期支援』中央法規, p108-114

Chapter 3
急性期病院への入院から退院までの支援

Section 1　入院形態による患者・家族の受け止め方

外来からの予約、緊急入院、行動・心理症状（BPSD）などによる緊急入院の、それぞれの場合で患者や家族がどのような心理状態にあるのかを整理し、そこから進めるケアのかたちを考えていきます。

Section 2　治療方針を決定する過程での支援

どのような場面で治療が優先されるのか、治療を進めるときに看護師として配慮すべきものは何かについて述べます。

Section 3　治療期の支援の実際

早期退院を意識しながら進める治療期ケアの内容を解説します。意思の疎通が困難なことが多い認知症の患者のニーズをいかにつかみ、生活範囲を広げる支援につなげていくかを考えます。

Section 4　退院支援計画の策定

患者の早期退院に向けた計画の立て方や、カンファレンスを活用することの意義について解説します。

実践の知恵　退院支援看護師

退院支援看護師が、早期退院に向けて日々心がけている5つの方針を紹介します。

Chapter 3　Section 1　入院形態による患者・家族の受け止め方

❶ 外来からの予約入院の場合

> **ケアのポイント**
> - 患者本人の"納得"を積み重ねる。
> - 患者本人が必要としている情報提供を工夫する。
> - 療養環境を工夫する(表示の工夫、24時間リアリティオリエンテーション)。

入院する認知症の患者の置かれた環境

　一般病棟に入院する認知症の患者の多くは、入院の必要性を十分には理解できないままに来院します。

　一方で、多くの医療者は、認知症の患者に対して、「説明しても理解できない」「すぐに忘れてしまうため、約束を守ることができず危険」というようなイメージをしています。実際に、入院した認知症の患者に、「帰りたい」「入院する必要性はない。聞いていない」などと言われて、どうしてよいのか、途方にくれる場面を、急性期病院に勤める多くの看護師が経験していることでしょう。

　認知症による障害の程度は、人それぞれです。認知症の重症度も、軽度から重度まで、段階を追って進行します。また、置かれている生活環境も、有する身体疾患もさまざまです。

　近年、「認知症ケアは、オーダーメイドが望ましい」とよく言われます。それを実現するためには、さまざまな背景をもつ認知症の患者に対して、入院中にどれだけ個別性に配慮した支援をできるかが、問われています。

　そのためには、まず、認知症の患者の想いを理解することが欠かせません。

予約入院する認知症の人の不安

予約入院の場合には、持病の悪化など、もともと本人が付き合ってきた病気や身体の不自由さに対する治療が入院の目的であることが多いため、入院自体には、納得してもらえる可能性があります。

ただし、入院時に患者が不安や焦りを感じていることが少なくありません。

認知症の人はたびたび「病識がない」と言われますが、これは少し違います。たしかに認知症の人は、認知症の特徴から、認知機能障害を自覚することが困難です。しかし、病気であることを認める病識に関しては、はっきりともっていなくても、「病気かもしれない」「何かおかしい」といった感覚はあります。

この感覚は、「常に何となく不安」で、「何とかしなければという焦る気持ち」につながります。私たちは、このような認知症の人の心理的な背景を前提に、ケアにかかわる必要があります。

具体的な支援策

看護師がめまぐるしく動き回る急性期病院だからこそ、認知症の患者の目線やニーズに合った説明や対応が求められます。そのためには、個別性が大切といえども、ケアに必要な小道具やフォーマットが病院に備えてあると、活用しやすいと考えています。

1 入院予定表の工夫

軽度の方であれば、入院中の予定表（54ページの図）を作成し、本人が見えるところに掲示することで、現在の不安が軽減できる可能性があります。

病院では、入院時に診療計画書を患者に渡しますが、計画書に記載されている情報は、認知症の患者には読みにくく、情報量が多すぎるかもしれません。掲載する内容を本人が必要としている情報に絞って、本人の理解力に合わせて掲載し、説明することで、検査や治療を"納得"して受けてもらえるようになることもあります。

図　入院中の予定表（例）

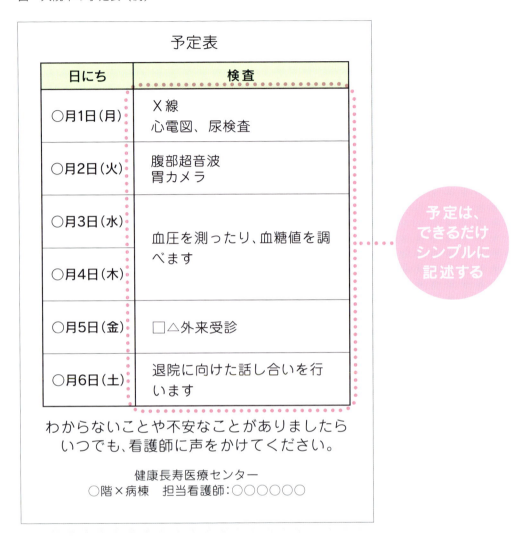

2 療養環境の整備

　認知症の中核症状の一つに見当識障害があります。見慣れない場所に来て、白い壁に囲まれ、同じような病室が並ぶ病院では、普段の生活では目立たない認知機能障害が表面化しやすくなります。

　個人情報が重視される昨今ですが、表示（サイン）を工夫し、病室やトイレを認識しやすくすることや、時計やカレンダーを目の届くところに置くことで、忘れられがちな現在の日時の見当がつくようにすることは、見当識障害を防ぐために効果があります。

認知症の患者のために、病院名を入れた適当な大きさのカレンダーのようなものを作成し、予定を書き込めるようにするのもよいでしょう。やわらかい紙で花を作成し、部屋の入り口のサインとして貼ることで、病室を認識できたケースもあります（写真1）。

写真1：紙で作成した花を入り口のサインとした例

③ 携帯用の部屋番号カードの作成

　認知症の患者から、「部屋の場所がわからないので、部屋番号を書いてください」と頼まれることもあります。名刺程度のサイズで、名前と部屋番号を記入してカード（写真2）を携帯してもらうことで、検査やトイレなどのあとで、自分で迷わずに病室に戻れたことがありました。

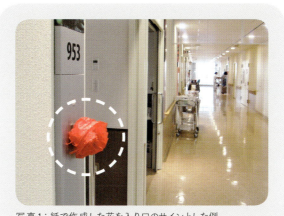

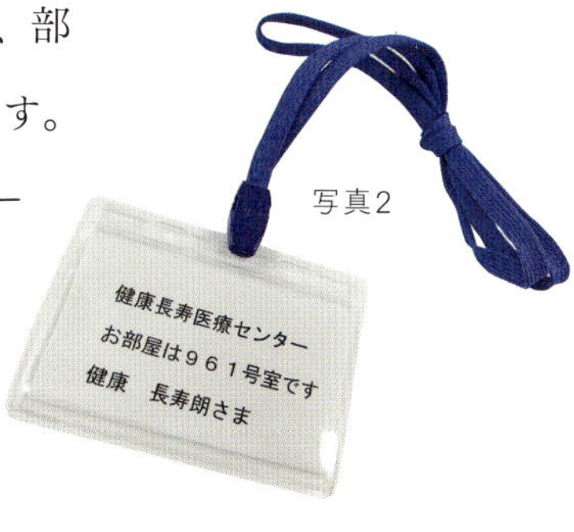

写真2

　これらの小道具を活用しながらも、同時に看護師には、認知症の患者にできるだけ不安や焦りを感じさせない声かけやコミュニケーションをとることが求められます。認知症の患者に接する際には、看護師は、ここが病院で、自分は看護師であること、治療のために入院していること、いまが朝（昼・夕）ご飯の時間であることといった、患者が時間や場所を感じることができるような言葉をかける「24時間リアリティオリエンテーション[1]」を自然に行えるようになる必要があります。

Chapter 3　Section 1　入院形態による患者・家族の受け止め方

❷ 身体疾患による緊急入院の場合

> **ケアのポイント**
>
> ● 大勢で多方向から話しかけたり、急に身体に触れないようにする。
>
> ● 身体的な苦痛と不安の除去に努める。
>
> ● 過剰な処置を避けるために、緊急度・優先順位を考える。

予約入院以上に不安・恐怖を感じる認知症の人

　緊急入院の理由はさまざまです。発熱や腹痛、胸痛、意識障害などの精査・加療の目的で救急外来に運ばれてきた患者の多くは、身体的な苦痛を感じています。
　しかし、診断が最優先されるため、苦痛が軽減される前に、さまざまな検査が行われます。採血・X線撮影・心電図・CTなどのほか、身体状況によっては、末梢点滴や尿道留置カテーテルを挿入され、酸素吸入が必要な場合もあります。
　緊急入院される認知症の人は、このような自分が置かれた環境を、すぐに適切に解釈することが困難です。緊急入院は、予約入院以上に認知症の人に不安や恐怖感を与え得るということを、まず理解する必要があります。

緊急入院時のケアのポイント

　このような状況においても、認知症症状の重症度や身体疾患の原因次第で、ケアには、個別性が求められます。状況を理解できていないぶん、より丁寧な説明を実践する必要があります。ケアのポイントを以下に述べます。

1 身体への接触

　身体に触れるときには、触れる前にそのことを患者に伝えます。救急の場面で

は、複数のスタッフで診療にあたることから、多くの人の言葉や手が患者の周囲を飛び交うことになります。急にいろいろな人に声をかけられ、予告もなく身体に触られることは、認知症の患者でなくても、不快な体験であることは想像がつくことです。

2 声かけ

処置の場面で認知症の患者に声をかけるときには、かかわっているスタッフがあちらこちらから声をかけるのを控えます。一人の人ができるだけ優しく声をかけることで、不安や恐怖を和らげ、スムーズに処置を受けてもらうことにつながります。

3 抑制

どうしても、3～4人がかりで抑制しないと、処置が実施できない場合もあります。このようなときも、可能な限り、抑制する前に説明して、本人に"納得"してもらう努力が必要です。

せん妄や不穏などの精神症状が強く、鎮静のための注射を使用するなど、納得を得られる前に仕方なく抑制するような処置を実施した際には、処置後に必ずその処置の理由を説明し、ねぎらいの言葉をかけて、認知症の患者に"納得"や安心感をもたらすように配慮します。

4 苦痛への配慮

認知症の患者は、苦痛や身体症状を言葉で適切に表現することができない場合があります。何か苦痛なことはないか、フィジカルアセスメント（患者の身体に触れて、症状の把握や異常の早期発見を行うこと）が必要となります。とくに以下のようなときなどは、意識障害の判定などを精査します。

- 長時間うなっている
- 眉間にしわを寄せている
- 普段は会話できる人がほとんど言葉を発しない

そのうえで、痛みや吐き気、尿意や便意の有無などを推察し、適切な対応を検

討して、医師にも働きかけ、患者の苦痛の軽減や不安の除去に努めます。

　痛みが和らぎ、尿意や便意が解消することで精神的に楽になるということは、認知症の患者に限りません。また、認知症があってもなくても、「大丈夫ですか、つらいところはありませんか？」と声をかけることは、患者との信頼関係の構築にもつながります。

入院に納得してもらうサポート

　病院では、患者の同意なしに、強制的に入院させることはできません。患者が「入院は必要ない」「帰りたい」と言った場合、どのような方法で理解してもらい、病状との折り合いをつけられるかを、慎重に考える必要があります。

　ここでも重要なのが、"説得"ではなく、"納得"してもらうことです。

1 入院拒否の理由が明確な場合

　認知症の患者で、一人暮らしをしている方には、「自宅に鍵をかけてこなかった。自宅の様子が心配だ」などといった理由で、入院を拒否する方がいます。このように理由が明確な場合には、たとえば近親者や介護関係者の協力を得て、自宅に鍵がかかっているかを見に行ってもらうことで、安心し、納得してもらえることがあります。もちろん病状次第ではありますが、一度本人に帰宅してもらってから、病院に戻ってもらうことも検討してもよいでしょう。

2 病気を認めないための入院拒否の場合

　認知症の患者のなかには、病気だと説明しても、「私は病気なんかじゃない」と頑なに入院を拒むことがあります。私たち看護師は、つい、病気であることを認識してもらおうと"説得"しようとします。しかし、説得は逆効果であることが多いのです。

　具体的な症状（痛い、むくんでいる、食欲がないようだ）を本人に伝え、「心配なので検査をしませんか？」と勧めてみたり、また、「家族が心配しています」「医療者の私たちも心配だから、入院して休んでいきませんか？」と休息を勧めると、強制感がなく"納得"してもらえる可能性があります。

また、その人の家族歴や生活歴を知ることで、入院に納得してもらえるキーワードを引き出せる場合もあります。

患者の負担や不快感を想像し、適切な処置を選択する

　治療の緊急度と優先順位に応じて、どのようなケアが適切かを判断し、選択されるべきです。たとえ緊急だからといって、ルーティンに処置が実施されることには、疑問を感じます。

　たとえば、救急車で来院したときから、心電図モニターや血圧計が腕に巻かれたままになっているような場合がありますが、これらの機器の装着期間は必要最小限として、早期に外すように心がけるべきです。

　また、日常生活動作（ADL）が低下していたり、ベッド上での生活を主体に過ごしている認知機能障害がある患者に、「トイレに行かれないだろうから」といった理由だけで、尿道留置カテーテルを留置することは避けたいものです。尿道留置カテーテルは、感染の危険性もありますし、異物が身体に入る不快感があります。さらにそれを利用することでトイレに行く機会を妨げられ、結果、ベッド上での生活を余儀なくさせるおそれもあります。

　急性期病院では、心電図モニターや血圧計、尿道留置カテーテルの装着は、あまり侵襲性の高い処置と見なされないのかもしれません。

　しかし、「本当に必要な患者にだけ、期間限定の処置にとどめるよう配慮する」という視点をもつことで、患者の負担や不快感を軽減することができます。

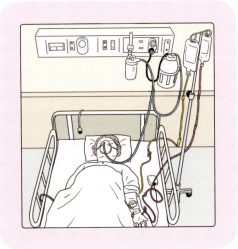

いますべての機器やルートが必要なのかを定期的に検証することが大切

Chapter 3　Section 1　入院形態による患者・家族の受け止め方

3 行動・心理症状（BPSD）や せん妄による緊急入院の場合

ケアのポイント

- いつから症状が出現・悪化したのかを知り、理由・原因を考える。
- 怖い思いや驚きを減らすように配慮し、"納得"して入院できるように説明する。
- 身体抑制は最小限にとどめて代替案を検討する。

行動・心理症状（BPSD）とせん妄

　行動・心理症状（BPSD）は、何らかの認知症の中核症状（記憶障害、見当識障害、判断力の障害など）に伴うものです。もともと患者本人がもち合わせている性格や、置かれている環境などによって、出現する症状が異なります。

　一方、せん妄は、意識や注意の障害です。認知症とは異なり、急激に出現・進行し、症状に変動があることが特徴的です。

　せん妄の発症には、「直接原因」「誘発因子」「準備因子」の３つの要素がかかわっています（図）。

図　せん妄を引き起こす要素

| "直接原因" 主に身体疾患などの原因 | "誘発因子" せん妄引き起こす要因 | "準備因子" せん妄になりやすい条件 |

精神症状が原因で緊急入院する場合

　精神症状が原因で緊急入院を必要とする場合、その症状がいつから出現しているのか、悪化した時期や、精神的・身体的な変化に対して本人がストレスを感じていないか、生活環境に変化はないかなど、精神症状が発症した理由や原因をアセスメントすることが大切です。

　BPSDやせん妄は、身体疾患が背景にあると症状がより増悪しやすく、せん妄に関しては、身体疾患が原因となることも少なくありません。

　私たちは専門職として、精神症状が強く不穏状態を呈する患者に対して、困惑するだけでなく、フィジカルアセスメントを実施しながら、生活歴や家族歴についても丁寧に情報収集をして、BPSDやせん妄の原因を探る必要があります。

　以下に情報収集のポイントを挙げます。

- 何か困っていることはあるか、心身の苦痛があるか
- 困ったときに頼りにしている人
  （家族やそのほか、本人がキーパーソンと理解している人、その人の名前）
- 出身地、主に就いていた職業、趣味（どんなことが好きか）
- 親や兄弟、子どもが健在か、その関係性や理解
  （亡くなっていても、生きていると理解されている場合もある）
- 持病があるか、かかりつけ医はいるか（病院にいる理由につながる）

入院時の患者と家族の気持ちへの配慮

　緊急入院の際、BPSDの増悪や、せん妄による意識・注意の障害のために、よくわからないままに病院に連れてこられた患者が少なくありません。

　さらに、精神症状のために緊急入院するケースでは、患者と家族の多くは、すでに心身が疲弊しています。患者本人は、精神的な混乱や、不眠や強い不安・焦燥感、意識障害（せん妄）で、とてもつらい思いをしています。家族のなかには、夜も眠れずに介護をしてきた、近所に迷惑をかけてきたという思いを強く抱いたり、本人や周囲の安全を守ることに力を注ぎ、自分の生活や仕事もままならなくなっていたりする場合もあります。

入院時のケアでは、患者や家族のこうした状況に、十分に配慮する必要があります。患者と家族の双方に、入院を機に休息をとってもらうこと、病院に来てくれたことに感謝し、これまでの苦労をねぎらうこと、看護師として一緒に病気の改善や退院までの支援をしていくことなどを伝えます。

納得と驚かせない配慮

筆者の所属する精神科病棟には、精神科外来から、「病棟に患者を案内するための人員を派遣してほしい」と依頼されることもあります。このときに、心がけていることが「力ずくで病棟に連れてくるのではなく、何とか"納得"のうえで、病棟に来てもらえないか考えること」です。

そのためには、「何か困っていることはないか？」「疲れていないか？」「休息は必要ないか？」などを問うことにより、それを糸口に入院を納得してもらい、無理やり連れていこうとする人ではないという姿勢を患者に示すことが重要です。

さらに、「私たちがこれから案内する場所は、恐ろしいところではなく、心身の状態の改善を目指す、心地よい場所である」ということを説明します。「困っていることがあったら病棟で相談に乗ります」という言葉も、外来で説得を繰り返されている患者にとって、有用な場合があります。

また、患者を"驚かせないように配慮する"ことも必要です。

患者の視界に入るようにしながら近づき、私はあなたにとって敵ではないということを最大限に表現します。このとき、言葉で具体的に説明しすぎないほうが、効果的な場合もあります。相手に理解できる言葉を選ぶこと、言葉以外の非言語的なコミュニケーション（うなずき、笑顔、「こちらです」と行き先を手で示すなど）によって、肯定的なムード（気分）をつくりだせると、なおよいでしょう。

医療者が自然に発するピリピリとした緊張感をいかに和らげることができるかも、専門職として看護師が身につけておきたい技術です。

患者は、すでに外来で、精神科の医師や家族、スタッフから一生懸命入院の必要性を説かれています。それでも、「嫌だ。入院なんかしない。必要ない」と必死で抵抗している患者に、「自分は味方である」と認めてもらわなければなりません（CASE）。そのためには、ある程度の演技力も求められるかもしれません。

もちろん、演技が必ずしもうまくいくとは限りません。また、"演技"というかたちで、患者に嘘をつくことに対しては、賛否両論あるかもしれません。目的は患者に怖い思いをさせないこと、無理やり連れてくることを避けることです。

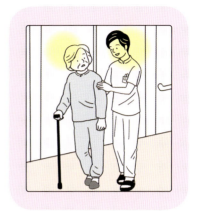

> ### CASE　患者の味方であることを伝える
>
> 　認知症のBPSDで緊急入院してきたAさん。前夜は誰かに狙われていると感じて、ほとんど寝ないで過ごされたようです。娘に付き添われていますが、「こんなところにだまされてきた」と外来で怒っています。
>
> 　外来で医師や家族に説得され、拒んでいる場面で登場する看護師として、第一印象は肝心です。「敵が増えた」と思われないために、きちんと診察室のドアをノックして、驚かせないようにAさんの視界に入ります。
>
> 　目と目が合ったら挨拶をして名乗ります。「こんにちは。何か困っていますか、協力できることはないですか？」と相手を思いやる笑顔で話しかけます。反応に注意しながら、腕や肩に優しく触れてみます。すると、「無理やり入院させようとしている。のどが渇いた。もう帰りたい」と答えてくれました。
>
> 　このときに、私は看護師で、医師や家族を助けるためではなく、Aさんが困っていることを助けに来たというメッセージを伝えます。「大変でしたね。疲れていませんか？　ここではないところでゆっくりお話を聞きましょう。お茶でも飲みませんか？」。するとAさんは、立ち上がって一緒に診察室を出て、案内する方向へと歩き始めました。
>
> 　そこからは、自然な会話でゆっくりと先導します。エレベータにも乗ることができました。できるだけ、強引にしないようにねぎらいながら、「明るく怖い場所ではないところで改めてお話ししましょう。少し休みませんか？」などと誘います。
>
> 　認知症の患者とのコミュニケーションは、ときには言葉よりもフィーリングが重要な場合があります。相手の感情に共感し、味方であることを感じてもらえる立ち振る舞い・技（スキル）が、Aさんの納得につながったと思います。

ケアごとに最適なアプローチを探す

　BPSDやせん妄の症状は、ある程度一般化（類型化）してとらえることができますが、出現の仕方はさまざまです。また、時間ごとに気分や反応も変わります。そのため、ケアごとに最適なアプローチを探していく必要があります。
「さっきの対応は失敗したけれど、今度はこのようにアプローチしてみよう」
「私はいつも相性がよくないようだから、別の人にお願いしてみよう」
などと、アプローチを変えてみたり、ときにチームでの対応を検討することが必要です。

　その結果、「入院したくないけど、今日は泊まっていくか」「あなたが言うならこの薬を飲んでみるか」と患者が思ってくれるようならば、そのケアは成功したといえます。そして、成功の積み重ねがスタッフのモチベーションを維持し、ひいては病棟全体のケアの質を高めることにつながると実感しています。

身体抑制を考える前に

　最後に、身体抑制について触れます。

　患者が怖い思いをする最大の要因の一つに、身体抑制などの行動制限があります。身体抑制は、患者にとっては、治療を確実に受けられること以外、メリットはありません。むしろ弊害のほうが多く、原則的には行ってはいけないものです。治療上、仕方なく行う場合も、ほかに代わる手段やケアはないかを常に考える必要があります（CASE）。

　身体抑制を含め、患者の意に反して行われる処置全般に際しては、実施される側の気持ちを十分に配慮した説明や声かけをして、最小限にとどめるという対応が入院初期から求められます。どうしても身体抑制が必要な場合でも、解除のタイミングを早期に発見して、解除している時間を増やす看護を実践するために、チームでケア方針を共有することが大切になります。

CASE 身体抑制に代わる手段を考える

　入院時脱水状態にあったBさんは、治療上、点滴が必要なために、ミトンなどで行動を制限する必要がありました。

　しかし、行動制限によって、不穏や興奮を誘発し、眠れない様子が続いたため、医師らと協議し、緊急時にやむを得ない量の補液を実施したあとは、早期に点滴を中止し、こまめな水分補給や、好みに合った食事形態や補食（菓子やゼリー、プリン、アイス）の提供、などの対応に切り替えることにしました。

　抗生物質などの加療についても、点滴ではなく内服治療が可能か検討することも、医師に相談してみました。また、点滴があっても、ベッドから離れて車イスに座る機会を増やし、排泄ケア時などには、歩行を支援し、身体を動かす機能の回復を目指したケアを実施しました。

　歌が好きなBさんのそばで、CDやラジオで音楽をかけることで、気分がよくなることもあるようでした。

　「身体的な治療が最優先されるべき」という考えと、「Bさんにとって身体抑制をすることの弊害」とを比較し、何が最善かを多職種（医師・看護師・栄養士・理学療法士・社会心理士など）で検討しました。

　その結果、Bさんの食べる力や体力・意欲が回復し、身体抑制を実施する時間を、最小限にとどめることができました。

　従来の身体抑制に関する看護記録は、「安全管理上、身体抑制が必要である」というアセスメントになりがちです。この方針を見直し、どうしたら身体抑制をできるだけ解除できるか、そのためにはどのようなケアが必要かをアセスメントして、記録に残し、カンファレンスでチームに相談することを習慣にしたいものです。

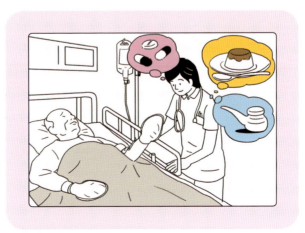

Chapter 3　Section 2　治療方針を決定する過程での支援

① 急性期病院で治療が優先される場合の支援

> **ケアのポイント**
>
> ● 命にかかわる状態を最優先する。
>
> ● 生活の質を考慮した医療を実践する。
>
> ● 医療の選択については、十分な説明のもとでの意思決定を支援する。

治療が優先される/されるべきでないの判断基準

　急性期病院に求められることは、治療可能な疾患に対して、適切な診断と治療をタイムリーに行うことです。

　通常は、その治療を受けなければ生命の危機にかかわるものについては、治療を優先すべきと考えられています。たとえば、高度の徐脈や頻脈、心筋梗塞や脳出血・脳梗塞の急性期、骨折などの受傷直後、原因不明の腹痛や嘔吐、多量の下血とそれによる強い貧血状態などの身体症状がある場合などは、治療が優先されることが多くあります。

　急性期病院では、「何よりも治療を優先すべき」という考え方がありますが、少し考えてみる必要があります。なぜならば、急性期病院であっても、患者の生活の質（QOL：Quality of Life）を考慮した医療の実践が求められるからです。

　その治療が、「患者のQOLを損なわないこと」を前提にして、本人の意思に基づいて、さまざまな医療の選択肢から選ばれることが大切です。

　治療を優先すべきか否かについては、本来は医療者が決めることではないと思います。

患者・家族の意思の確認

認知症の患者は、コミュニケーションが成立しづらく、本人の意思の確認が一般的に困難です。しかし、だからといって、本人の意向を無視して治療を優先してもよいというわけではありません。逆に、意思が確認できないために、必要な治療を受けられない、という事態があってもいけません。

認知症の患者の意思を確認するうえでは、わかりやすい言葉で説明をしながら、"納得"してもらうプロセスが欠かせません。

説明に際しては、病院からは、命にかかわることや苦痛を和らげる方策について、優先順位やメリット・デメリットといった情報を、患者や家族に提供します。

これらの情報をもとに、患者・家族が医療やケアを選択し、その決定を多職種のチームで支援し、希望される心身の状態に近づけられるように尽力することが医療者の役割だと思います。

治療を拒否された場合

認知症の患者の治療の場合、医療者が勧める治療を拒否されたときに、その真意が測りづらいという難しさもあります。

患者が「手術はしたくない」「薬は飲みたくない」と言ったときに、何を基準に「治療をする／しない」という判断をすればよいのか。「しない選択をすることがQOLを損なう」と考えるのか、「尊重できる」と考えるのかは、医療者個々人の医療観、人生観や価値観にゆだねられているのが現状です。

病棟で決定のプロセスに悩む場合には、病院の倫理委員会で審議することを検討するケースもあります。

現在、治療や高齢者の意思決定に関する文献やガイドライン[2]が出版され、インターネットからも、それらを入手することができます。また、それに伴う倫理的な課題についても、多くの図書があり、病院のなかでも倫理的配慮についてチーム医療で取り組むことが重要視されています。

Chapter 3　Section 2　治療方針を決定する過程での支援

❷ 治療時に配慮すべきこと

> **ケアのポイント**
>
> ● 安全を重視するあまり、苦痛を強いてはならない。
>
> ● 一人ひとりに合わせて緊急度・優先順位を考える。
>
> ● 本人と家族の同意も含めて、チームでの合意を得ながら治療を進める。

患者にとっての安全な治療と安心な療養環境

「治療優先」と判断された場合に、配慮すべきことは、次の２つです。
① 安全に治療を受けられること
② 安全を優先するあまりに、患者に苦痛を強いないこと

　病院では、安全な治療と安心できる療養環境が求められます。とくに、人工呼吸器装着時や、手術直後で重要な管が入っているときなど、適切なマニュアルのもとでの命にかかわる病状管理が必要なときは、治療的な管理が優先されます。

　しかしそのようなときでも、看護師として、常に"苦痛"の軽減への配慮を忘れてはなりません。認知症の患者が、治療中に安全を脅かすような言動を見せたとき、その背景に、言葉で適切に表現できない"苦痛"が隠されていないかを推察し、適切な症状緩和を図ることが大切です。

　認知症の患者にとっては、医療行為自体がときに脅威となります。患者が脅威を感じるとせん妄をきたしやすくなり、治療時に身体抑制が必要となる場合もあります。そして身体抑制は、不安や焦燥感を増悪させることにつながります。

"優先すべきこと"を常に見直す

　優先すべき治療であっても、そのなかで"さらに優先すべきこと"を検討することで、認知症の患者が急性期病院での治療を受けやすくなります。

　必要な検査や処置でも、絶対に"いま"行わないといけないのかは、検討する必要があります。血圧やバイタルサイン測定の頻度について、「急性期だからこそ」と最優先にとらえられがちですが、患者がよく眠っているときは、睡眠を最優先にしてもいいと思います。検査の結果をいち早く把握したい医師にとっては、これらの検査は重要事項かもしれませんが、少しタイミングやかかわり方を変えることで強制的な対応を減らすことができる可能性があります（CASE）。

　緊急度や優先順位については、医師とコミュニケーションをとり、定期的なカンファレンスを行うことで、患者一人ひとりに合わせて検討すべきです。

　患者や家族には、病状に合わせたいくつかの選択肢と、よいと思われる治療方法を提案します。そのうえで最善の治療とケア方法についての同意を得てから、関係者間・医療チームとして合意を得ながら、何を優先すべきかを考えることが重要です。

　年齢も既往歴も家族の背景も異なる認知症の患者への治療に対して、治療の効果や、長期的な療養生活を見据えながら、どのような選択肢があって、何が最善なのかを急性期の治療開始から各期で考える必要があります。

CASE　ケアのタイミングで患者が驚くことを防ぐ

　レビー小体型認知症（DLB）の既往のあるCさんは、ケアに対して拒否が強く、暴力的な人だと思われていました。しかし、ケアの場面を観察していると、どうも寝起きのぼんやりしているときがいっそう拒否的で、しっかりと目が覚めると拒否が少ないようでした。DLBの特徴として、意識に変動があること、自律神経症状（起立性低血圧、動悸、寝汗など）があります。

　そこで、Cさんが十分覚醒しているときにケア介入をするようにしました。寝ているときは声をかけず、起きているときには、トイレに行けるように支援したり、検査の時間も調整しました。薬物療法の効果も重なりますが、ケアのタイミングを工夫することで、不要に驚かせることを避けることができ、次第に拒否が少なくなりました。

Chapter 3　Section 3　治療期の支援の実際

1 治療期に求められる支援の基本

> **ケアのポイント**
> - 入院時から退院を見据えた支援を検討する。
> - 医療とケアに対する患者のニーズを探り、元の生活に戻れる支援を実施する。
> - 入院のゴールとアウトカムを、関係する医療者で共有する。

入院時より退院を意識した支援を心がける

　複数の疾患を有する高齢者の場合、どこを"急性期の治療のゴール"とするかは判断が難しいのですが、通常、主病名・病態の治療が終了次第、患者は急性期病院を退院しなくてはなりません。急性期病院の平均在院日数[3]は、10〜14日程度です。つまり患者は、落ち着いて療養するのに十分な時間を得られない状況で、治療の場に身を置くことになります。

　治療を終えた患者は、自宅か施設に退院するか、そうでない場合はリハビリテーションや療養できる病院に転院することになります。なかには、認知症の行動・心理症状（BPSD）の増悪や、せん妄が遷延しているなどの理由で、精神科病棟に転科をすることもあります。このように退院先はさまざまですが、急性期病院の短い入院期間を考えると、いずれにせよ"入院時"からの退院支援が欠かせません。

治療優先の時期の支援

　急性期病院は、治療を行う病院であり、認知症のケアサポートよりも身体疾患の治療が優先されます。通常、入院と同時に、あらゆる検査と治療が行われます。ほとんどの患者に薬が処方され、内服治療が困難な患者には点滴が実施されます。点

滴でも治癒が困難な場合、手術が選択されることもあります。また治療に際しては、安全な治療が最優先される時期です。身体抑制の実施に該当する3要件（切迫性・非代替性・一時性）[4]を満たした「緊急やむを得ない場合」には、医師の指示で身体抑制が開始されることも少なくありません[5]。急な環境変化に対応しづらい認知症の患者にとっては、混乱しやすく、症状の悪化が懸念される時期だといえます。

　このことを踏まえ、看護師は治療の効果を観察・アセスメントし、医療やケア、退院後の生活に対する患者のニーズを探ります。そして、一日でも早く元の生活に戻れるように、入院生活のなかにあっても、できる限り生活範囲を広げる支援を実施します。

ゴールとアウトカムの情報を共有

　退院支援では、入院直後から、患者の退院までの道筋を、関係する医療者で共有することが重要です。筆者の勤める病院では、入院後3〜4日、長くても1週間以内に治療のゴール（目標）とアウトカム（結果）を確認する体制をとっています。

　前の週に入院した患者の担当医師と、日勤の看護師、病棟担当の薬剤師・栄養士・医療ソーシャルワーカー（MSW）が集まり、なぜ入院したのか、どのような治療方針なのか、現時点での評価、今後の治療計画、退院先についての情報、本人や家族の希望・意向といった内容の情報を共有します。それとは別に、病院内を組織横断的に活動している在宅医療・福祉相談室内の在宅看護相談の看護師（90ページ参照）とMSWの2名が、毎週2回病棟をラウンドし、病棟看護師とカンファレンスを行っています。そして同じように1週間以内に、入院患者の退院に向けた医療とケアの方向性と課題、入院が長期化している場合はその理由と必要な支援について検討しています。入院時から看護記録のタイトルに『退院支援』とつけて、患者の普段の状態や、退院先とそこでの生活に必要な支援は何かといった記録を簡単に記載し、退院に向けた情報を共有することも有用です。

　急性期病院といっても、入院する病棟によって特徴はさまざまです。入院した診療科によって、支援の方法は変わるかもしれません。しかし、いずれの科でも早期から医師と治療・ケアの目標を共有できるように、カンファレンスや看護記録などを有効活用したいものです。

Chapter 3 Section 3 治療期の支援の実際

② 認知症の患者のニーズの把握

> **ケアのポイント**
>
> ● 痛みや苦痛への対応など、医療・治療に患者が求めていることを把握する。
>
> ● 患者の日常の生活スタイルから、どのような介護サービスが必要なのか、それが受けられる状態にあるかなどを把握する。
>
> ● 退院後の介護のキーパーソンと関係性を構築する。

医療・ケアに対するニーズの把握

　認知症をもたない人でしたら、ある程度は自分の希望や苦痛を、適切なかたちで言葉にし、医療者に伝えることができます。

　一方、認知症の人が身体疾患にかかったときは、希望や苦痛を適切な言葉で表現することができないままに混乱し、落ち着かなくなってしまうことがあるかもしれません。

　痛みや苦痛はとってほしい、不要な管は早く抜いてほしい、食事を抜く期間は最小限にしてほしい——これらは、認知症の患者に特別なことではなく、認知症をもたない人が急性期の治療を受けるときにも配慮してほしい、普通のことです。だからこそ、専門職である看護師が、本人に代わって認知症の患者のニーズを探り、医師に報告・相談することが求められます。

　現時点において最も適切な治療や処置が最優先されるよう支援すると同時に、何に患者が苦痛を感じているか、どうしたら苦痛を和らげ、侵襲的な治療や処置を早期に終了できるかを考えることも、看護師としての重要な役割です。

　たとえば、尿道留置カテーテルや末梢点滴の留置などについては、可能な限り短期間にすることが望まれます。また禁食期間は、一日でも短いほうが食べる機能の低下を防ぎ、治療によるストレスの緩和にもつながります。

これらのことを実施するために看護師は、治療に関係する医療者との情報交換やカンファレンスの際に、入っている管はいつ抜去できるのか、いつから禁食を解除できるのかなど、意識的に医師に問いかけるとよいでしょう。

退院後の生活に対するニーズの把握

　私たち医療者は、病院では治療を受けてもらうことを最優先に考えがちですが、身体的な病状に対するケアを行うと同時に、患者は本来、生活の場で暮らす生活者であるという視点をもって支援することを忘れてはいけません。

　患者は、病気を治すために入院していますが、病院は一時的な滞在先です。自宅には階段があり、普段はそこを上り下りしているとか、主に過ごす場はリビングのソファだとか、寝室のベッド（あるいは布団）だとか、生活スタイルはさまざまです。食事の支度は誰がして、薬の管理は誰がするのかなど、患者の生活を支える家庭の事情もそれぞれでしょう。

　しかし入院すると、ほとんどベッド上で起きることなく過ごし、薬はすべて看護師が管理することになるなど、これまでの生活スタイルが一変します。普段の生活との断絶があるため、治療が終わっても、これまで送れていた自宅での生活がすぐにはできなくなることがあります。退院後にどのような生活をするか（したいのか）といった、患者のニーズを把握して、それを実現するように支援計画を組み立てる必要があります。

　患者のニーズを把握する際には、要介護認定を受けているかも同時に確認します。要介護度が判定されていること、担当のケアマネジャーがいて、介護保険サービスを利用できる環境がベースにあることは、退院後に元の生活に戻るようにサポートしていくうえで、重要な要素となります。

　一人暮らしの方や高齢の夫婦、同居の家族がいても介護保険サービスになじみのない人もいます。その場合、具体的な介護ニーズは後々に検討可能ですので、まずは要介護状態にあるか、あるとするとそれが介護保険サービスを受けられる条件にあるかを評価します。介護保険サービスが受けられるようならば、地域包括支援センターの職員に協力を得るなど、わかりやすい説明や案内をして、親族

や本人の同意を得て、要介護認定を申請します。

また、病院内外での医療・介護の困りごとや心配ごとについては、院内外の相談窓口（医療ソーシャルワーカーや地域包括支援センター職員）を早期に紹介することで、患者と家族の安心と、医療と介護保険サービスの適切な利用調整に役立つことにつながります。

介護のキーパーソンの確認

認知症の人たちは、自分の生活の困りごとを適切に表現できない場合が少なくありません。本当は困っていても、「大丈夫です。薬もちゃんと飲みます。病院にもちゃんと行きます」と話されることがあります。

認知症の症状には、認知機能障害と生活機能障害などがあります。一見、認知症の症状が目立たない場合でも、誰かの見守りやケアを受けることで、服薬や健康の管理が行われ、生活が保たれていることも少なくありません。

認知症の患者が退院後に望んでいる生活を送れるようにするためには、介護のキーパーソンが誰かを把握しておくことも重要です。

キーパーソンは、家族とは限りません。親しい友人である場合や、ケアマネジャー、地域のおとしよりセンター職員、地域包括支援センター職員など、家族構成や生活環境によって異なります。

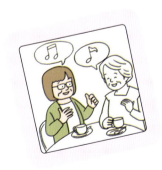
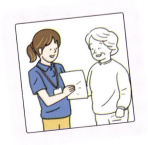
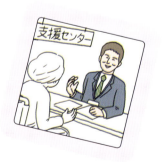

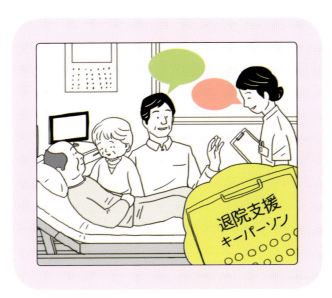

　私たち看護師は、交代制という勤務形態や日々の業務が優先され、来院した面会者とのコミュニケーションを十分とれていない現状があります。しかし、そのなかでも、ベッドサイドでの来客者への挨拶や、患者の頼りにしている人に電話をすることで、キーパーソンが誰なのかを理解することができます。

　キーパーソンと関係性を築けると、入院前や退院後の患者の生活のイメージがわき、退院後にどのようなサポートが必要かを一緒になって考えていくことができるので、適切な支援計画につながります。また、得られた情報は、関係する医療者と共有することも重要です。シンプルな記載でもよいので、看護記録に『退院支援』のタイトルで記載していくとよいでしょう。

　認知症の患者の多くは高齢者です。主病名に加えて、複数の疾患を有していることもあります。また、病状の回復を評価するのに際して、認知機能障害の症状の表れ方もさまざまです。どのような状態になったら退院できるのか、入院前の状態からの変化を見極めて、今後の見通しを立てていくことが必要です。

Chapter 3 Section 3 治療期の支援の実際

③ 生活範囲を広げる支援

> **ケアのポイント**
> - 入院前に生活していた場所に帰ることをいち早く意識して支援する。
> - ケアを行う際には、①心地よいコミュニケーション、②ADLの支援、③体調の調整、を意識する。

急性期病院で行う "生活範囲を広げる支援"

　入院した患者の多くは、元の生活に戻ることを期待しています。これは認知症の人でも同じです。急性期病院でも、退院後の生活を見越し、できるだけ"生活範囲を広げる支援"を、入院時から具体的に実行することが求められます。

　急性期病院で生活範囲を広げる支援を実行するにあたっては、「入院前に生活していた場所に帰ること」をいち早く意識してケアを行うことが効果的です。急性期の治療を確実に受けられるようにケアすると同時に、日常生活動作（ADL）が低下しないように配慮するなど、日常生活を取り戻すための支援も進めます。

　たとえば、ひげ剃りやつめ切りをして身だしなみを整えられるようになることは、生活者としてとても大切なことです。洗髪やシャワー浴、起きて歩くことについては、患者だけではできなくても、少し支えれば自分でできるのではと考えケアすることや、手すりにつかまって自宅の階段を上ることができるだろうかと考えてサポートすることなどは、日常生活を取り戻す支援といえます。

　このような支援は、日々行う日常生活のケアや清潔ケアなどの時間を活用すると、認知症の患者との信頼関係が高まるだけでなく、ちょっとした気づきにもつながります。

また、このときのコミュニケーションからは、次のような退院後の支援に役立つ情報を効果的に収集できる場合もあります。

- その人の人となり
- 入院前にその人が普段どのような生活をしていたのか
- 退院後、誰か頼りにする人はいるのか
- これからの生活にどのような希望をもっているのか

認知症高齢者の日常生活看護のポイント

　認知症看護の研究者である北川公子は、認知症高齢者の日常生活の看護のポイントとして、以下の3つを挙げています[6]。
①認知症高齢者自身が、受け入れられ、認められていると感じることのできるコミュニケーションをつくる
②食べ、排泄し、動き、眠れる快適な日常生活の再構築に向けて援助する
③身体的不調が早期に発見され、速やかに改善されるよう援助する

　筆者は、認知症看護認定看護師になって5年が経ちましたが、自らが看護を実践するにあたり、上記の3つのポイントを常に念頭に置き、さらにこれらを、それぞれ次のように言い換えて、日々のケアを工夫しています。
①心地よいコミュニケーション
②ADLの支援
③体調の調整

　以下にその内容を紹介します。
1 心地よいコミュニケーションのための工夫
　認知症の患者が病院で治療を受けるにあたっては、それぞれの認知機能障害や加齢に伴う心身の変化に配慮したコミュニケーションの工夫が重要です。
　その方に合った声をかけられることや、うまく返事ができなくても、優しく声をかけられながらケアを受けられることは、認知症の患者だけでなく、その周囲の人にも安心感をもたらします。

2 ADLの支援の工夫

　入院し、ベッド上での生活を強いられることで懸念されるのが、ADLの低下と、その結果としての廃用症候群（最近では生活不活発病という表現が選択されることもあります）です。そこで、以下のような目標を立てて、「入院時」からケアを工夫することで、ADLの低下を防ぐ支援をします。

- 動かせる腕は、入院前と同じように動けるようにする
- イスに座れる人が、ベッドに寝たきりになることがないようにする
- 入院前に歩くことができた人が、治療後も歩行できるようにする
- 禁食期間を、一日でも短くして、口から食べる機能の低下を防ぐ　など

　物理的にも心理的にも動かない（動けない）患者に対して、起きるためのケア、動くためのケアを実践できるのは、24時間、患者の最も近くにいる看護師です。「この患者は本当に平らなベッドに寝ていないといけない病態なのか？」と疑問に感じる経験をしばしばします。そのようなときは、医師に確認したうえで、ベッドをギャッチアップして頭を起こしたり、患者にベッドの端に座ってもらい、身体を起こすケアを実施します。調子がよければ、トイレや洗面のために歩く支援を意識的に行います。日々の業務が忙しくなればなるほど、患者がベッド上にいることが当たり前のように錯覚するかもしれませんが、ベッドは生活の場ではありません。廃用症候群は、看護師の力で予防できます。あらゆるケアの場面で、私たちは患者にじっとしていてもらうのではなく、起きる・動く・座る・立つことを積極的に支援することを考える必要があります。

3 体調の調整の工夫

　口から食べる機会を維持することは、②のADLの維持と関連するとともに、体調の調整という点でも重要です。病気によっては、治療上やむを得ない禁食の期間もあります。治療は、原則として、ガイドラインに則って進められることが多いため、看護師だけでの判断や介入は困難かもしれません。筆者の勤める病院では、「経口摂取開始のためのフローチャート（図）」を運用し、栄養サポートチーム（NST）が組織横断的に活動することで、看護師はタイムリーに評価し、経口摂取

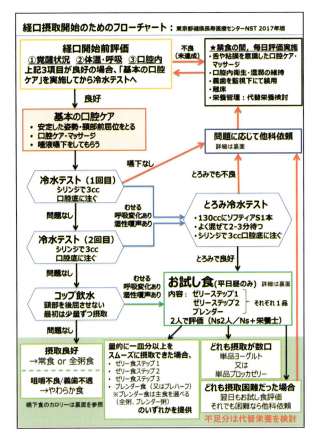

図　経口摂取開始のためのフローチャート：
東京都健康長寿医療センター NST 2017年版

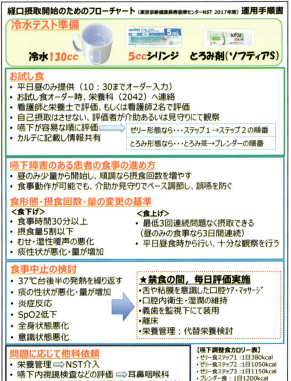

フローチャート（左）と運用手順書（右）は、1枚のシートの両面に印刷して、パウチしてあり、現場ですぐに確認できるよう工夫されている。

開始の判断への助言を栄養サポートチームに仰ぐことができます。

　このようなチームがない場合や、チームの介入までは必要でない場合も、日々のカンファレンスで医師や栄養士とよく相談し、患者の咀嚼・嚥下機能や身体状況に合った食事を用意し、できるだけ嗜好にも配慮します。塩分やカロリーなど、治療上制限される食事の指示であっても、摂取量が少なくては意味がありません。どのような条件なら指示を緩和できるのか、医師や家族とよく相談し、一律に考えるのではなく、食に関しても個別のニーズに応えたいものです。

　その人らしくおいしく食べること、身体的な健康と心理的な健康回復を目指すにあたり、食に関するニーズの理解と支援は不可欠です。

Chapter 3 Section 3 治療期の支援の実際

④ リハビリテーションの実践

> **ケアのポイント**
>
> ● 認知症の患者に行うリハビリテーションでは、保たれている機能を活用して主体的に「生活する」ことを目指す。
>
> ● 患者の認知機能の程度に合わせて、訓練に誘導する。
>
> ● 褒める、励ますなど、認知症の人がポジティブな気持ちになれるように工夫する。

認知機能に合わせて誘導の方法を変える

　認知症の患者に行うリハビリテーション訓練の目的は、機能の向上ではなく、認知症があっても保たれている機能を活用して主体的に「生活する」ことです。

　認知症は進行性の病気で、いろいろな段階があるので、訓練に誘導する際には、個々の認知機能を考慮する必要があります。軽度の場合には、説明すると了解でき主体的に訓練に取り組むことも可能です。重度の場合には、入院していることを理解できず、一瞬、納得しても、すぐに忘れることがあります。このような場合は、納得した瞬間をとらえて誘導すると、比較的うまく訓練につなぐことができます。

　また、認知症症状には見当識障害があるので、患者が病院のベッド上で一人で過ごしていると、現実と違った世界を考えるようになりがちです。骨折した部位を「戦争でやられた」と話す人もいます。このような場合、まずは、認

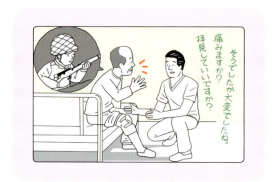

知症の患者が話す状況に対して、「大変ですね。大丈夫ですか？」などと受け止めます。痛いこと、動かないこと、などは、私たちにも共感できる現実なのです。そして障害部位を見ながら訓練へとつなげていきます。

訓練にポジティブな感情をもってもらう工夫

　訓練は、比較的できることから始め、できたことを褒めながら少しずつ進めます。認知症があっても、やる気のあることは精いっぱい頑張ろうとするものです。褒めたり、ともに喜んだり、励ましたりすることで、認知症の患者と私たちが、しっかりと信頼関係を築くことが重要です。

　認知症の患者といっても、一人ひとり個性も性格も違います。右に示したようなその患者に関する情報をあらかじめ収集しておくと、訓練への誘い方やうまくいったときの褒め方に個別性が生まれ、褒められたことを本人が実感しやすくなります。

- どんな人か
- 何が好きか
- どんな話題なら話せるか
- 好きなものは何か
- 何か技術や特技があるか
など

　訓練室での機能訓練になかなか誘導できない場合は、生活動作を中心に訓練を始めることもあります。ベッドから起きて座る、ポータブルトイレを使う、車イスに座る、手をつないで安全にゆっくり歩くなどの動作です。「継続は力なり」という言葉がありますが、記憶することが難しくても、こうした動作を繰り返すことで、少しずつ身体が覚え、筋力も維持され、長い目で見ると、日常生活を支えることにつながります。

　訓練をする気分になっていない患者には、「梅が咲きました。見に行きませんか？」「編み物をする毛糸が届いたので、見ていただけませんか？」などと誘うと、興味があることならばそれが動機になって、動いたり、歩いたりすることができます。言葉だけでは伝わらないときは、実際に毛糸玉を見せるなど、視覚的に理解を助ける工夫をして誘います。

　よい印象で訓練を終えることも重要です。訓練の最後には、担当者は一緒に訓練ができてよかったことを本人に伝え、「明日も頑張りましょう」と励まして、よい気持ちをもって終えることが、明日の訓練につながります。

Chapter 3　Section 4　**退院支援計画の策定**

① 退院支援の計画

> **ケアのポイント**
>
> - 予定された入院の場合、治療による身体への影響を予測し、入院前の支援体制を継続もしくは強化する計画を立てる。
> - 緊急入院の場合、本人や家族の意思を尊重し、聞き取りを行い、支援計画を立てる。
> - 入院7日以内に多職種でチームをつくり、退院支援を話し合う場を設ける。

予定された入院の場合の退院支援

　認知症の患者の入院が、予定されていた治療目的（手術など）である場合には、治療を機に体力や機能低下をきたしても、一定の予測が立ちます。また本人や家族の意向や、これまでの生活スタイルもある程度把握できています。そのためこれらの予測や情報をもとに、入院前の支援体制を継続もしくは強化する計画を立てることで、比較的スムーズに退院できる可能性があります。

　支援計画を立てる際には、退院先でも継続的に行えるよう、医療処置の内容は可能な限りシンプルにするよう心がけます。

　主たる介護者に対しては、毎回の創部の消毒は不要であることや、どのようなことが起きた場合に受診を推奨するかなどを、理解できるように説明します。外科系の処置だけでなく、糖尿病のシックデイの対応（調子が悪くて食事を摂らなかったときにどのような対処をするか、服薬などの指示の確認）など、専門的な知識をいかにわかりやすい言葉で提供できるかが、説明のポイントになります。

　訪問看護が介入しているケースや、施設などに入所している患者には、継続的

な看護が提供できるように、入院中の経過や日常生活動作（ADL）、認知機能などの状況を、看護記録などに丁寧にまとめます。

認知症の患者の場合、創部の痛みを適切に言葉にできないために、鎮痛剤が処方されずに、精神症状が不安定になり、せん妄が遷延することもあるかもしれません。表現できていない痛みなどを推察し、適切な手段で緩和策が講じられているといった症状マネジメントを入院中に適切に行えていると、精神症状が不安定になるリスクが下がり、入院前の生活に戻りやすくなります。

緊急入院の場合の退院支援

緊急入院などの予定外入院では、病気に至った背景に、認知機能障害や生活機能障害が大きく影響していることがしばしば見受けられます。

また、適切な支援を受けられていないケースや、介護のキーパーソンが不明瞭であることも少なくありません。とくに一人暮らしをしていた患者や、同居者も高齢で脆弱な心身であるなどの場合は、退院後の自宅での生活が破綻するのではないかと心配になります。

このようなときは、障害の程度にもよりますが、可能な限り本人や家族の意思を尊重し、どこに退院したいのか、そこではどのような生活をしたいのか、どのような介護サービスが利用可能かなどの聞き取りをします。そのうえで、それらの情報をもとに、できるだけ早く入院前の生活に戻れるように支援します（CASE）。

CASE　家族から退院後の意向を確認

肺炎で緊急入院された認知症の夫と2人で暮らす、妻のDさん。退院後の生活についてうかがうと、「自宅では2階で主に生活しているから、1階を片づけて、暮らすのは難しい。毎日お風呂にヘルパーさんが来てくれるから助かっている。せめて夫の食事だけでも手配してくれるとありがたい」と話されました。

後日、筆者がDさんに声をかけたタイミングで、たまたま訪問介護の職員の方がお見舞いに来ていました。Dさんの意向を伝えたところ、食事の工夫や入浴の支援など、Dさんの負担を軽減する支援がなされる計画であることが確認できました。

また、認知症の患者が緊急入院すると、どうしても安静を強いられがちです。一人で歩いて転ばれては困るという考えから、動かないことを推奨し、転倒予防策をとりながら動くケアをすることに消極的になりがちです。

　しかし、先にも述べたように、ベッド上での安静が続くことはADLの低下に直結します。とくに自宅に退院する患者に対しては、下肢の筋力を低下させないことが重要です。筆者の勤める病院では、「動かすケア」という目標をチームで共有し、実践しています。たとえば、数段の階段なら自力で上れるようにするために、トイレには自分で歩いていってもらうなど、病棟内で歩くケアを行っています。

退院支援のための体制・ツール

　入院による身体機能の衰えを防ぐためには、病気だけにフォーカスを当てずに、筋力や生活機能の保持を意識する必要があります。入院時から工夫し、どのようにしたら、立って、動くことができるかを考えるとともに、栄養士などと相談し、身体機能を維持するために必要な栄養補給ができているかなど、多方面から知恵を出し合い、サポートする体制づくりが重要です。筆者の勤める病院では、医師・看護師を中心とした、退院支援委員会を運営し、このようなサポートを実施しています。

　また、入院時から使用する「総合機能スクリーニングシート」（図）という退院支援のツールも活用しています。入院時に、在宅基本情報と退院困難要因、意欲や認知機能、ADLを含めた患者状況をチェックし、総合機能評価として退院支援の必要性を検討するものです。入院時・3日目・7日目に評価内容を確認し、多職種で退院の方向性を退院支援にかかわる多職種チームによる話し合います。話し合いを入院から7日以内に行うことで、タイムリーな退院支援が可能となります。

　急性期病院での入院期間は年々短縮しています。本来の診療科での治療が終了すると、認知症の症状やせん妄が遷延するなどの理由で、ほかの療養病院に急遽転院せざるを得ないこともあります。

　短い入院期間で、治療が優先されがちな急性期病院は、認知症の患者たちにと

図　総合機能スクリーニングシート

```
総合機能スクリーニングシート　（2016年4月改訂版）
ID：
氏名：
生年月日：　　年　月　日
　　　　　　　　　　　　患者氏名：＿＿＿＿＿＿＿＿＿＿＿＿＿＿＿＿＿＿＿

1　在宅基本情報と退院困難要因
　【疾　　患】　□　悪性腫瘍、認知症または誤嚥性肺炎等の急性呼吸器感染症のいずれかであ
　【入院経路】　□　緊急入院である
　【介護認定】　□　未　□　申請中　□　認定あり（要支援　□1　□2　・要介護　□1　□2　□3　□4　□5　）
　【ケアマネジャー】　□　いる　□　いない
　【家族状況】　□　独居（□　身寄りあり　□　身寄りなし）　□　介護者が70歳以上　□　日中介護者不在(仕事上)
　　　　　　　　□　同居者の有無にかかわらず、必要な介護を十分に提供出来る状況にない
　【経済状況】　□　年金　□　生活保護　□　その他の収入あり
　【退院後継続する医療処置】　□　なし　□　あり（　　　　　　　　　　　　　　）
　【内服薬を10種類以上服用】　□　なし　□　あり
　【前回退院から今回入院までの期間1ヶ月以内の再入院】　□　なし　□　あり
　【排泄介助】　□　なし　□　あり
　【低栄養】　　□　なし　□　あり
　【持続する疼痛】□　なし　□　あり
　※上記項目のうち1つでも✔点又は「あり」がつけば要退院支援患者とし、退院支援計画書を在宅医療・福祉相談室に提出する

2　患者状況
　該当する項目の□に✔点と数字を記載してください。
　※患者さまが言語障害や難聴がある場合は筆談等で測定してください。
　①　意欲（観察）患者さまは自らすすんで挨拶できる→　□　はい　　□　いいえ
　　　　　　　　　　　　　　　　　　　　　　　　　　　　　　↳Vitality Indexを要評価
　　これから言う3つの言葉を言ってみて下さい。あとでまた聞きますので覚えておいて下さい。
　②　認知1（復唱）「桜・猫・電車」を復唱できる→　□　可　　□　否
　　　　　　　　　　　　　　　　　　↳MMSEを要評価
　③　IADL手段的日常生活活動(質問)「日用品の買い物ができますか」→□　はい　□　いいえ
　　　　　　　　　　　　　　　　　　　　　　　　　　　　　　　↳IADLを要評価
　④　認知2（復唱）②で復唱した3語を再度復唱できる→　□　可　　□　否
　　　　　　　　　　　　　　　　　　　　　↳MMSEを要評価
　⑤　うつ（質問）「外に出て新しい物事をするより家の中にいる方が好きですか」→□　はい　□　いいえ
　　　　　　　　　　　　　　　　　　　　　　　　　　　　　　　　　↳GDS5を要評価
　⑥　日常生活動作
　　（1）入院前の排泄動作　□　自立　　□　部分介助　　□　全介助
　　（2）BI　　入院前　□　点　　入院時　□　点

3　総合機能評価：主治医が評価→記載→患者または家族に説明→看護師長に提出
　該当項目があれば□に✔点を記載してください。
　※　患者状況　①〜④（意欲・認知・IADL）で「否またはいいえ」の場合、⑤（うつ）で「はい」の場合の評価は、下記に該当する
　①　□　意欲低下　□　認知機能低下　□　入院前と比べADLが低下し要介護状態となる可能性あり　□　うつ傾向
　②【退院先の希望】　□　自宅　□　施設　□　療養型病院　□　回復期リハビリ病院　□　その他（　　　）
　　　　※可能であれば聴き取る　□　本人　□　家族　）
　③【退院支援】　□　必要あり　□　必要なし
　→入院7日以内に医師と患者及び家族等、多職種でカンファレンスを行い、退院支援内容を診療録に記載する
```

説明・評価年月日	年　月　日
評　価　医　師	
看　護　師　長	

東京都健康長寿医療センター

って、居心地のよい場所とはいえません。一方で、ここでの体験や提供されるケアの質が、その後の療養生活を左右するといっても過言ではありません。

　短い入院期間だからこそ、生活者であるそれぞれの高齢者の退院後の人生を思いやり、最善の医療とケアを選択できるように、多職種チームで目標を設定し、信頼関係を構築しながら退院まで支援していく必要があるのです。

Chapter 3 Section 4 退院支援計画の策定

❷ カンファレンスの活用

> **ケアのポイント**
>
> ● 日々のカンファレンスや多職種からなる専門チームが、ケアの方針を話し合い、個々の患者に必要な医療・ケアの提供につなげる。
>
> ● 退院前合同カンファレンスでは、医療と介護ニーズを明らかにし、必要なサービスにつなぐ提案をする。

カンファレンスと専門チームの活動

　退院支援計画の策定には、カンファレンスを活用することがより効果的です。カンファレンスには、日々の情報共有、多職種の専門家との相談、退院に向けた具体的な支援の検討という役割があります。カンファレンスのよい点は、病院の内外の関係者が集まり、顔を見ながら互いの意見を交わすことができることです。

　以前は、筆者の勤める病院では、このような場に慣れないことで、緊張感が高まる、一方の意見や見立てに偏るなど、相互理解に難航することもありました。そこで情報共有シート（図）を工夫し、関係者の集まりやすい時間を調整し、日々のカンファレンスを習慣にすることで、自然と関係者が集まり、一人ひとりの情報共有がしやすくなりました。

　カンファレンス開催の目的は、診療科によって異なるかもしれません（認知症の患者に実施されている身体抑制について検討する、入院期間が長期化している患者のケア方針を検討する、検査結果が治療方針を左右する場合に検査結果を共有する、など）。また、カンファレンスを実施するためには、繁忙な業務の役割分担や調整、医師やその他の医療者との時間調整が不可欠で、それらは看護師の重要な役割です。

　平成28年度より認知症ケア加算の算定が認められたこともあり、筆者の勤める

図　情報共有シートと記入例

多職種退院支援カンファレンスシート

平成○年○月○日

病棟：○○○○科病棟　　参加者　○○医師、○○薬剤師、○○MSW、○○看護師

患者氏名	年齢	主治医・看護師	診断名	介護認定	同居者	キーパーソン	在宅・MSW	意向	退院に向けた生活上の問題点進捗状況等
A.I. （△日目）	81歳	Dr: ○○ Ns: ○○	間質性肺炎 心不全	要介護3	夫 （特養入所中）	次男の妻		転院	心不全増悪に注意必要だが、現在は落ち着いている。転院調整中。
M.F. （再入院後△日目）	74歳	Dr: △△ Ns: △△	糖尿病性腎症 心不全 腎不全	要介護2	独居	妻		在宅	入院前は、一人で外出可能だった。自宅退院を目指しており、血糖測定・インシュリン注射は本人可能。ただし、状況によっては、シャント造設の可能性もある。その場合は転院となるため、転院先候補を検討する必要あり。
J.K. （18日目）	78歳	Dr: □□ Ns: □□	心原性脳梗塞 認知症	要介護4	長女夫婦	長女		転院	脳梗塞治療後はリハビリ病院に転院予定。意識レベルの低下や誤嚥性肺炎、腎機能低下なども指摘されている。腎機能障害と血尿の精査を行い、転院まで良い状態を保てるよう方針調整中。

病院では、精神科リエゾンチームが院内の患者を対象にケア回診を開始しています。患者は各診療科の専門的な医療とケアを受けることができ、一方で、専門チームが診療科の垣根を越えて積極的に機能することで、現場の看護師にとってもさまざまな相談がしやすくなっています。

認知症ケアチームのほかにも、皮膚・排泄ケアや、緩和ケア、栄養サポートチーム（NST）など、各方面の専門家がチームとなり、医療とケアの方針を進言できる体制が、組織横断的に活動しています。

それぞれの患者に必要な問題について、個別性のある医療を提供することを、「オーダーメイド医療」と呼ぶこともあります。多職種が連携するチームを効果的に利用することで、個々の患者に必要なケアを、より質の高いレベルで、タイムリーに実践することが可能になります。

退院前合同カンファレンスの注意点

患者が退院する前に、地域の関係者と顔の見える退院支援として、退院前合同カンファレンスを開きます。医師や看護師と、医療ソーシャルワーカー（MSW）や精神保健福祉士（PSW）とで協働し、入院前の生活の様子、治療と効果、そして認定されている要介護度を踏まえての必要な介護保険サービスや、長期的な療養生活を見据えた支援について、情報共有とケアの提案を行います。

カンファレンスの一般的な流れは、下記のとおりです。
①目的に対する共通認識の確認（自宅退院に向けたケアの方向性の検討など）
②自己紹介
③医師による病状説明
④看護師による入院中の様子についての説明
⑤地域でのケア関係者による今後の療養生活についての説明

退院前合同カンファレンスの目的は、医療と介護ニーズを明らかにし、必要なサービスを提案できるようにすることです。

カンファレンス時には、医師をはじめとした専門職の説明が本人や家族が理解できるような言葉でなされているかに注意を払います。ケアに携わる職員が参加される際には、入院前の困難な状況にフォーカスされすぎていないかに注意を払います。問題は退院後の生活なのです。

一人暮らしの方でも、「退院しても自宅に戻ることは無理」と決めつけることは

しないように心がけています。それぞれの人の望まれる生活、最善の医療とケアの選択に基づいた支援を目指して、あらゆる可能性を探ります。

具体的には、以下のようなことを検討します。

- 居住されている市区町村で利用可能な介護保険サービスの活用により、認知機能障害を補う支援が可能であるか
- 服薬や栄養管理は誰が行うのか
- 入浴サービスなどは受けることができるのか

孤独や孤立する状態になることを避けて、異常が早期に発見されるように、見守り方法についても、できるだけ本人の合意を得ながら体制を整えます。また、地域包括支援センターの職員の方が退院前合同カンファレンスに参加することで、地域に戻ってからの生活上の心配事やその対処方法を一緒に考えることができます。

服薬や栄養などの健康を守る基本的なサポート体制と同時に、長期的な金銭管理や資産管理、認知症が進行したときにどのような医療とケアを希望されているかといった「エンドオブライフケア」を見据えた内容も、少しずつ話し合っておくことで、いざというとき、患者本人だけで生活が立ちゆかなくなったときや、心身が不安定になったときの準備にもつながります。

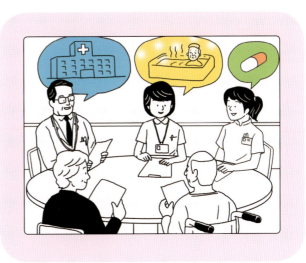

退院前合同カンファレンスの有効活用、効率的な運営は、急性期病院における入院期間のマネジメントやオーダーメイド医療の実践にも有用だと考えられます。

Section 4　退院支援計画の策定

実践の知恵

退院支援看護師

急性期病院に通院しながらの在宅生活を支えるしくみ

　急性期病院における退院支援では、退院までの短い期間で、退院後の生活までを見据えてかかわることが求められます。筆者が勤務する在宅看護相談室では、困ったときに「いつでも相談できる場所」であることを意識しながら、以下の方針で、退院支援に取り組んでいます。

【退院支援の5つの方針】

①五感を使ったアセスメント

　入院早期に患者のもとへ行き、身体面・精神面から、五感を使った介入をします。同時に家族から、自宅での様子や日常生活動作（ADL）、食事、排泄などで、困っていることがないかを聞き取ります。「認知症だからできない、わからない、決められない」と決めつけず、集めた情報から現在の状態をアセスメントします。そのうえで、患者や家族の希望や困っていることを考慮しながら、「帰りたい場所」に戻るために必要な支援を、主治医を含めて多職種で協働して考えます。

②地域との情報交換

　地域の医療・介護スタッフとの情報交換も大切です。たとえば、ケアマネジャーからは、入院した患者や家族の様子を聞くタイミングで、ケアマネジャー自身が患者や家族の暮らしをどのようにとらえ支援しているのか、何を課題と考えているのかなどを聞き、意見交換をします。

　高齢者や認知機能が低下している患者は、自分で悩みを訴えることが難しいため、多方面から得られる情報をもとに、地域のスタッフと一緒に、地域での課題

と問題解決の方法を見いだしていきます。

③病棟看護師との連携

　集めた情報を病棟看護師と共有し、入院中に認知機能のさらなる低下をきたすおそれのある要因を、できるだけ早期に取り除けるよう、生活に必要なケアを実践します。急性期看護と退院支援とを並行して行うことで、継続したケアの提供と問題解決に努めます。

④地域との退院前合同カンファレンスへの参加

　患者や家族、病院、地域の関係者が、一堂に会して話し合う退院前合同カンファレンスに参加します。病院からは、退院支援看護師のほかにも、入院中にかかわった医師や看護師、患者の状態に合わせて、リハビリテーションスタッフや栄養士、薬剤師などが参加します。

　カンファレンスでは、症状の経過や現在の状態、今後予測されることと、その対策などを話し合います。「身内の認知症で地域に迷惑をかけているから、これ以上何も言えない」などと感じている家族に対しては、退院支援看護師が地域関係者とのパイプ役を務めます。このとき、退院後も地域と連携し、継続してサポートすることを伝え、認知機能の低下やせん妄などで不安を感じている患者や家族が、安心して「自宅に帰っても大丈夫だ」と思えるよう支援します。

⑤適切なタイミングでの退院

　入院生活は、認知機能の低下や悪化、ADLの低下の要因にもなり得るので、患者が退院する適切なタイミングを見逃さないことも大切です。

　患者や家族、地域、病院内との関係性を密にすることで、帰れる状態を整える、受け入れてくれる体制を整えることを重要視しています。

　また、病院で待つだけではなく、患者が生活する地域にも積極的に訪問し、自宅という患者のフィールドで直接対応策を話し合い、病院から地域への切れ目のない支援を実践しています。

　以上を大切にしながら、五感をフル活動して、退院支援に取り組んでいます。

Chapter 3

引用文献
1) 日常会話のなかで、「今日は◯月◯日です。明日は◯の日で休日ですね」などの、現実見当識を補う訓練のこと。
2) たとえば、下記のようなものがある。
   ①日本老年医学会編（2012）『高齢者ケアの意思決定プロセスに関するガイドライン 2012年版：人工的水分・栄養補給の導入を中心として』医学と看護社
   ②厚生労働省（2007年5月［改訂2015年3月］）「"人生の最終段階における医療"の決定プロセスに関するガイドライン」
   http://www.mhlw.go.jp/file/06-Seisakujouhou-10800000-Iseikyoku/0000078981.pdf【アクセス 2017／7／1】
   ③日本老年医学会（2012）「「高齢者の終末期の医療およびケア」に関する老年医学会の「立場表明」2012」
   http://www.jpn-geriat-soc.or.jp/tachiba/jgs-tachiba2012.pdf【アクセス 2017／7／1】
   ④日本老年医学会 ほか編（2015）『高齢者の安全な薬物療法ガイドライン2015』日本老年医学会
3) 筆者の勤める急性期病院の平均在院日数の実績は、一般病棟は11.7日、精神科30.7日、緩和ケア病棟26.7日（平成27年度）。
4) 厚生労働省 身体拘束ゼロ作戦推進会議（2001）「身体拘束ゼロの手引き：高齢者ケアに関わるすべての人に」
   http://www.dochoju.jp/soudan/pdf/zerohenotebiki.pdf【アクセス 2017／7／1】
5) 使用する行動制限は、「身体拘束ゼロの手引き」にある要件どおり、最小限の実施に留めて、いち早く代替案が検討される。
6) 北川公子（2008）「認知症高齢者の介護」p60-69. 山田律子，井出訓編『生活機能からみた 老年看護過程＋病態・生活機能関連図』医学書院

参考文献
本田美和子, イヴ・ジネスト, ロゼット・マレスコッティ（2014）『ユマニチュード入門』医学書院

Chapter 4

病棟での認知症ケア

Section 1　急性期病棟特有のケアの課題と改善ポイント

超高齢社会を迎えた日本では、どの診療科でも認知症の患者のケアにかかわる機会があります。ここでは、急性期病棟に共通して見られる、認知症の患者の行動に対するケアのあり方を解説します。

Section 2　各病棟での認知症ケアの実践

主に認知症ケアに取り組む病棟として、東京都健康長寿医療センターの精神科で実践しているケアを解説します。

実践の知恵　各病棟のケア

認知症の患者に対して、循環器内科／呼吸器内科／糖尿病内科／リハビリテーション科／神経内科／精神科／緩和ケア内科の医師や看護師などが行っているケアの実践を紹介します。

Section 3　病棟スタッフの葛藤と心理的な疲弊への対策

病棟のスタッフが、認知症のケアを通してどのような葛藤や心理的疲弊を感じているかを整理し、そのうえで、スタッフの心理的負担を減らす方法について考えていきます。

Chapter 4 Section 1 急性期病棟特有のケアの課題と改善ポイント

① ルート類を抜去する可能性のある患者への対応

> **ケアのポイント**
>
> ● ルートを隠すだけでは、意識をそらすことはできない。
>
> ● ルートを触る行為を制止しつづけると、不穏状態に陥りやすくなる。ルート以外に意識を向けられるような工夫が必要。

ルート類を患者から見えないようにする

　術後は、点滴や尿道留置カテーテルなど、生命にかかわる重要なルート類を挿入している場合があります。ルートを常に気にしてそわそわしているなど、不穏になることが予測される場合は、患者の状況を医師に伝え、できるだけ早いルート抜去と安静解除の可能性を模索することが求められます。

　しかし、治療内容や本人の回復力によっては、早期にルートを外すことが難しい場合があります。このようなときには、患者の意識をできるだけルートからそらすためのアプローチが有効です。

　アプローチの一つに、「ルートを隠す」というものがあります。ルートが患者からできるだけ見えないように寝衣のなかを通したり、タオルをかけるという方法などです。

　ただし、たとえ見えないように隠しても、ルートが挿入されている違和感は残ります。違和感があるため、患者は寝衣の上からルートに触わったり、寝衣のなかに手を入れたりして、ルートを探します。

　それに対して「触らないで！」と強い口調で制止すると、患者は「怒られた」と感じ、負の感情記憶が残り、日々のケアの受け入れが悪くなるおそれがあります。また、行動を制止されつづけることで、患者は不穏に陥りやすくなります。

ひとたび不穏状態になると、ルート抜去を回避するために、身体抑制や薬剤による鎮静を選択しなければならないという場面も少なくありません。

ルートから意識をそらす工夫

　ルートしか触わるものがない状況では、ついルートに触ってしまうものではないでしょうか。

　ルート抜去を避けるためには、ルートを隠すだけでは十分ではなく、さらにルートから意識をそらす工夫が必要です。患者の意識を別のところに向けるためには、患者の興味を引くものを用意することがポイントです。たとえば、本人の視野に入るところに、紐を垂らしたり、ぬいぐるみや人形を用意することなどです。

　ベッド柵や車イスに紐を3本結びつけておいたところ、時間をかけてそれで三つ編みをする患者もいました。ぬいぐるみや人形の場合、ただ抱くだけでは飽きやすいので、胴体にリボンをつけたり、服を着せたりすると、リボンや服に触れる行為につながり、それに集中する時間が長くなります。

　使用していないルートをあえて見せて、そちらに注意を引くという方法もあります。ある病院では、ルート抜去を何度も繰り返す女性患者が、ミトンの抑制をされていました。「外せー！」と大きな声で叫ぶため、周りの患者からのクレームにつながっていました。

　患者は、日中臥位で過ごしていたので、顔のそばにあるベッド柵に、使用していない点滴のルートを結びつけてみました（実際に輸液を流しているルートは、背中側に回して見えなくしている）。患者のミトンを外すと、すぐにそのルートを持ち、「これが嫌なのよ」と言い、しばらく引っ張ったり指に巻きつけたりしていました。

　このほか、軽度の認知症の患者では、貸し出し用のラジオや、本（イラストや写真の多いもの。高齢女性には皇室の写真集などが人気、高齢男性には釣り、将棋、相撲、週刊誌などジャンルが広い）を用意する方法もあります。

Chapter 4　Section 1　急性期病棟特有のケアの課題と改善ポイント

② 頻回のナースコールや大声で何度も呼ぶ患者への対応

ケアのポイント

- 頻回のナースコールや大声で呼ぶ背景には、解決できない不安があることが多い。

- ナースコールが鳴っていないときにいかに対応するかが重要。

頻回にナースコールを押す心理を考える

　認知症の患者がナースコールを何度も押す、あるいは大声を出す場合、その行為の背景に、強い不安があると考えられます。とくにアルツハイマー型認知症の場合、"何がわからないかはわからないけれども、わからなくなっていくことはわかる"ため、解決策のない不安を感じがちです。"頼りになる誰かがそばにいることで安心感を得る"ことを求め、頻回にナースコールをするのでしょう。

　しかし、看護師が患者のそばにいられる時間には限りがあります。そのなかで精いっぱい対応しているのに、まったくナースコールの回数が減らない事実は、看護師にとって苛立ちの一因となります。

　認知症が進行しても"感情記憶"は保たれます。看護師が先ほど部屋に来たという事実については"近時記憶障害"があるので忘れてしまいます。一方で、看護師が忙しさと苛立ちを表面化したまま部屋を訪れると、患者は"話を聞いてもらえない不安""置き去りにされる不安"を感じてしまいます。つまり、訪室するたびに"負の感情記憶"を上塗りしていることになるのです。

ナースコールが鳴っていないときの対応が重要

　訪室によりさらなる不安を与えないためには、ナースコールが鳴ってからの対応ではなく、ナースコールが鳴っていないときにいかに対応するかがポイントになります。たとえば、いまなら少し訪室できるというタイミングで、
①「〇〇さん、コールが鳴らないから心配して来ましたよ！」
②「〇〇さん、お話ししに来ました。少しいいですか？」
③「〇〇さん、ちょっと休ませてもらってもいいですか？」
などと、ケアや処置のために来たのではなく、患者に関心があって寄ってみたと伝えつづけることが有効です。

　ある看護師の話では、③の声かけをすると喜ぶ患者が多く、「いいよ、いいよ、ここで休んでいきな！」とベッドに座るよう勧め、背中をなでてくれることがあるとのことでした。

　このような声かけのための訪室の時間は、1分程度でかまいません。退室の際に「すみません、仕事に戻らないと！　また寄らせてくださいね」と伝えることで、「またおいで」という返事をもらえることがあります。さらに日勤の看護師が午前1回、午後1回の合計2回実施することで、訪室回数が増えるため、「みんなに気にしてもらっている」「この人たちは自分を頼ってきている」などのよい感情記憶が残りやすくなります。山口県の有料老人ホームの事例ですが、この方法を実施してから、ナースコールの回数をカウントしたところ、実施初日は68回だったコール数が、1週間後には18回に低下していました[1]。

　「呼ばれてから行く」というケアは、私たちの気持ちや時間に余裕がないからであり、嫌な感情を上塗りするケアになりやすいことを理解する必要があります。日勤スタッフが協力して、午前1回、午後1回、自分の都合のよい時間に、短時間でよいので患者に会いに行く機会をできるだけ多くつくることが、よい感情を残し、行動・心理症状（BPSD）の発症を回避することにつながります。

Chapter 4 Section 1 急性期病棟特有のケアの課題と改善ポイント

③ 安静指示を受けている患者への配慮

> **ケアのポイント**
>
> ● "安静"の指示がある患者でも、日々のケアで身体を動かす機会を設けることを意識する。
>
> ●「指示された安静度では、どの程度の動きまでなら可能なのか」を、具体的に把握しておく。

安静は動かないことを意識させる言葉

"安静"という言葉は、患者に"動かないこと"を意識させてしまうものです。たとえば、医師から「ベッドで安静にしていてください」と言われると、側臥位をとってもよい場合でも、患者は「動いてはいけない」と思い込み、必要以上に安静を保とうとします。

認知症の患者には、高齢の方が多く、高齢であるほど、臥床を続けることで、筋力が低下しやすくなります[2),3)]。筋力の低下は日常生活動作（ADL）の低下と直結するため、入院前にできたことができなくなってしまうおそれがあり、早期退院の妨げにもなります。

また、動かずに同じ姿勢で臥床を続けていると、背中や腰、股関節などに痛みが生じやすくなります。身体の痛みは、せん妄を引き起こす要因になるとも考えられるため、認知症の患者では、対応できる痛みは可能な限り避けるべきです。

したがって、"安静"の指示がある患者でも、"絶対安静"を除き、日々のケアで身体を動かす機会を設けることを意識する必要があります。

動かしてよい範囲を具体的に確認する

　できるだけ患者の身体を動かすケアをするために、看護師は、「指示された安静度では、どの程度の動きまでなら可能なのか」を、正確に認識しておく必要があります。

　"ベッド上安静・ギャッチアップ不可"という指示がある場合は「仰臥位から側臥位になるのは可能か」、"仰臥位のみ"という指示がある場合は「手や足の曲げ伸ばしなら大丈夫か」などのように、動かしてよい範囲について、具体的に医師に確認し、日々のケアにつなげます。

　また、そこで得られた内容を、"安静度に合わせたリハビリテーションプログラム"として、病棟で共有することも重要です。その際に役に立つのが、ピクトグラムです。ピクトグラムとは、簡単なイラストで意味を伝えるもので、非常口の緑のサインなどがそれに当たります。

　急性期病院における看護研究の一環として、安静度に合わせて実施できるリハビリテーションプログラムを、医師や理学療法士に確認し、それをピクトグラムにしてベッドサイドに表示しました。

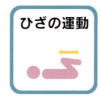

　ピクトグラムがベッドサイドにあることで、本人もケアにあたる看護師も、指示さ

れている安静度において行ってよいリハビリ内容を確認できるようになりました。「この絵の運動、ときどきやっていますか？」などと看護師が患者に声をかけやすくもなり、患者が身体を動かすケアの増加につながりました。

　患者が身体を動かすようになった結果、安静解除の指示があったときから、見守りで車イスに移乗するまでの日数や、退院までの日数が短縮化される可能性が示唆されました[4]。

　患者が誤解して受け取ってしまった"動いてはだめ"というメッセージを、"ここまでは動いてもいいですよ"というメッセージに変えるケアの実践が求められます。

Chapter 4 Section 1 急性期病棟特有のケアの課題と改善ポイント

❹ 苦痛を伴う処置を実施するときの対応

> **ケアのポイント**
>
> ● 苦痛を伴う処置や検査を実施する際には、感情記憶を意識する。
>   負の感情記憶を抱かせないようにする。
>
> ● 処置前後の挨拶でポジティブな印象を与えるなど、処置に対する負のイメージを減らす工夫をする。

感情記憶に注意する

　認知症の患者に吸引や点滴、採血など、苦痛を伴う処置や検査を実施する際には、"感情記憶"を意識することが大切です。

　たとえば吸引は、喉の奥を突かれるという、相当な苦痛を伴う処置です。処置を受けている患者は、眉間にしわを寄せたり、せき込んだりします。しかも吸引は、一日に何度も行われるため、負の感情記憶が刻まれやすい行為といえます。

　ひとたび負の感情が記憶されると、看護師の「痰をとります」という声かけだけで、患者は拒否的な態度をとりやすくなります。患者の抵抗を受けながらの処置になり、患者を抑えつけざるを得ず、手技が荒くなりがちです。結果、さらに患者の苦痛が増して、負の感情記憶を強めることにつながります。

処置の前に必ず挨拶をする

　苦痛を伴う処置・検査で、認知症のある患者に負の感情記憶をもたれない工夫が必要です。そのためにまずできることは、「処置の前に必ず挨拶をすること」です。これはユマニチュード[5]というケア技法でも重視されているもので、笑顔で挨拶をすることで、患者は「この人はいい人だ」と思うようになり、ケアの受け

入れがポジティブになります。さらに、ユマニチュードでは、目を合わせて、「〇〇さん、△△です。また来ました。お話ししてもいいですか？」などと話しかけながら、相手の肩や腕に触れて、優しさを伝えることを推奨しています。そのうえで、「せっかくだから、"胸が楽になるように"痰をとっておきましょうか？」と実際のケアを始めます。

挨拶をすることで、患者が処置を受け入れて、口を開けてくれれば、短い時間で痰をとることができるため、苦痛を強めることを防ぐことができます。

また、部屋を去るときには「だいぶ楽になりましたね〜。楽になったみたいでうれしいです」と看護師の喜ぶ感情を言語化することも、よい感情記憶を残すことにつながり、以降のケアの受け入れがよくなります。

なお挨拶は、訪室のたびに行う必要があります。たとえ同じ日に何度も訪室していたとしても、近時記憶障害によって「この人はさっきも来た人だ」という認識が、認知症の患者にはない可能性が高いからです。

声かけの内容にも注意する

苦痛を伴う処置をするときは、声かけの内容にも注意が必要です。たとえば点滴や採血の際に、「痛いけど、我慢してくださいね」「ちょっとチクっとするけど大丈夫ですよ」など、事前に不安をあおるような声かけがなされている場面をよく見かけます。

しかし、こうしたネガティブなイメージのある声かけから始めるケアは、患者の不安や恐怖を強めるおそれがあります。認知機能が低下すると、話しかけられた内容全体を理解するというよりも、最初に語られた言葉から、イメージをもつようになるからです。

逆に、「〇〇さんの身体が楽になるように点滴しましょうね」など、最初にポジティブな言葉をもってくると、"楽になること"が強調され、患者に与える負のイメージを減らせます。腕や肩をゆっくりさすりながら、こうした声かけをすると、さらによいイメージを抱いてもらえます。針を刺すその直前に１回だけ「少しチクっとします」と伝えると、恐怖を抱かせる時間も少なくてすみます。

Chapter 4 Section 1 急性期病棟特有のケアの課題と改善ポイント

⑤ 帰宅願望と院外への無断外出への対応

> **ケアのポイント**
>
> ● 身体を動かすケアをすることで、帰宅願望の背景にある苛立ちを減らす。
>
> ● ケアへの強い拒否が帰宅願望として表れている場合は、
>   治療(入院)継続の必要性を、本人や家族の立場から考え直すことも必要。

強制する言葉がさらに帰宅願望を強める

　入院する理由がわからない認知症の患者にとって、病院はとても居心地の悪い場所です。大部屋であっても、カーテンを引いて一人で過ごす時間が長く、手持ち無沙汰です。歩き回ると、「部屋にいてください」「ベッドにいてください」と注意されます。本人の立場で考えると、用もないのに入院させられ、動こうとすると部屋に戻れと言われるので、苛立ちが徐々に募ります。こうした強制・管理されると感じる声かけが繰り返されると、"負の感情記憶"が残り、それが帰宅願望につながりやすくなります。

　さらに、帰宅願望を示す患者に対して、「治療が終わったら帰りましょう！」と繰り返し伝えると、帰宅欲求はますます強まり、病棟からの無断外出を試みるようになります。気づかれずに外に出てしまうと、大変な事態になるので、無断外出をしようとする患者に対して、さらに強く「病棟にいてください」「部屋にいてください」と言いつづけることになり、患者の帰りたい気持ちをますますあおるという負の連鎖に陥ります。

身体を動かす、病院を居心地のよい場所と感じてもらう

　病棟から外に出る可能性があるということは、認知機能は低下しているけれど

日常生活動作（ADL）が高く保たれている証拠でもあります。そのような患者に対しては、まず身体を動かすことで、帰宅願望の原因となっている苛立ちを発散するケアの実施を検討してみてください。患者が興奮してからでは対応が難しいので、比較的落ち着いているときに身体をしっかり動かしてもらって、少し疲労感を感じる機会をつくれないか検討してみましょう。

　また、落ち着きがなくなる時間帯を把握できたら、本人の好きなテレビ番組の録画を流すとか、家族のメッセージを録画して流す、ラジオを貸し出すなどで、病院を居心地のよい場所と感じてもらうことも有効です。道具を使うことで、人手不足を補うことにもつながります。

　さらに、96ページの「②　頻回のナースコールや大声で何度も呼ぶ患者への対応」と同様に、看護師に余裕のあるときに、声かけのための訪室を何度も行うことが効果的だったケースもあります。

強い帰宅願望が続くようなら、入院の継続も見直す

　ケアへの強い拒否は、激しい行動・心理症状（BPSD）ととらえられ、薬剤による鎮静や抑制帯の使用につながります。身体疾患が改善されても、強い負の感情記憶を残すと、退院後に夜間せん妄を引き起こすこともありますし、入院前にはできていた歩行や排泄が退院後にできなくなるなど、総合的な精神・身体状態の悪化につながります。どうしても強い拒否が帰宅願望として表れている場合は、本当にその治療（入院）を継続する必要があるのかを、本人の言動と家族の意見から考え直すことも必要です。

　認知症があっても、患者は"嫌"という感情を明確に表現しています。認知症だからわからないと判断するのではなく、本人の嫌がる状況を言語化するのは看護師の仕事です。本人の嫌がる様子と退院後の全身状態の予測から治療方針を考えられるよう、看護師の視点から医師や家族に意見を伝えることも、看護師の大切な役割です。

Chapter 4 Section 1 急性期病棟特有のケアの課題と改善ポイント

❻ 食事介助の拒否への対応

> **ケアのポイント**
>
> ● "食"は、楽しみであるべき。食べることを強制するようなアプローチは、できるだけ避ける。
>
> ● 食事介助時の姿勢が、介助拒否の原因にもなり得る。

食べることが楽しみとなるケアを実践する

　高齢で認知症のある患者の食事では、基本的には好きなものを勧めることが大切です。嚥下機能は好きなものを食べるときほどよく働きます。逆に、嫌いなものを食べると、嘔吐反射が起こるため、誤嚥につながることもあり、注意が必要です。病院では、提供される食事内容が決まっているため、看護師ができることは限られますが、一つ実践してもらいたいのが「食に関する無理強いはできるだけ避ける配慮をする」ということです。

　"食"は、楽しみであるべきです。楽しみの少ない病院での生活で、食だけは楽しめるように、好きな食べ物を用意するという工夫が大切です。そのためには、家族の協力を得たり、売店で好きなものを購入する支援をすることもあります。糖尿病などでカロリーコントロールが必要な場合でも、何なら食べさせてあげられるか、何を我慢すれば好きなものを食べられるかを、多職種で検討する必要があります。

　普段から魚が嫌いで、何十年も食べていない人に、「入院したのだから魚を食べなさい」と言っても食べられるはずがありません。ペースト食にしたとしても、魚臭さが増すので、いったん口に入れても舌で押して、吐きだしてしまうことがあります。吐きだすということは、「食べたくない」という意思の表れです。栄養

を考えて提供された食事だから、無理にでも食べさせようと何度も口に運ぶのではなく、別のおかずを勧めるようにしてください。

どうしても魚が食べられない患者には"魚禁"の食事箋を出して、別のおかずが提供されるようにするとか、家族に食事が食べられなかったときのための補食を用意してもらうなどの工夫も必要です。

また、いまは高カロリー・高たんぱくの飲料などもあるので、食事が進まない場合には、そうした飲料も併用することも考慮に入れましょう。

トロミ剤の使用にも注意が必要です。トロミ剤は、嚥下機能障害のある患者にはとてもよいものです。「ゆっくり落ちていくから怖くない」と語る脳血管障害の患者もいます。一方で、トロミ剤を使用することで喉の奥に引っかかる感じがして、食欲が低下する場合もあります。つらさを言語化できない認知症の患者のなかには、トロミ剤を使った水分を勧められ、喉元に違和感を覚え、食事摂取量が低下している人がいます。現在トロミ剤を使用している人でも、本当にトロミ剤が必要なのかを検討してみる必要があります。

姿勢にも注意する

食事介助時の姿勢が、介助拒否の原因となっている場合もあります。

たとえば、上半身の角度が45～60度で食事介助をしている場面をよく見かけます。しかしこの姿勢では、喉の動きが抑えられ、また、中途半端な角度なので食塊が胃に落ちにくく、一度の食事でたくさんの量を摂ることが困難になります。つまり、かなり気を使って枕の位置を調整しなければ、とても飲み込みにくい姿勢といえます。起立性低血圧や術後の安静度によって起きられないのであれば仕方がないのですが、できる限り食事中は、上半身をしっかり起こし、座位をとるようにしましょう。

院内の看護師研修などを活用し、臥位や45～60度で食事を摂るとどれだけ飲み込みにくいのか、ペースト食や刻み食はどのような食感・香りなのか、トロミをつけた飲料を200 mL飲みきるとどう感じるのか、といったことを自ら経験してみるのもよいでしょう。そのときに感じたことを院内で共有できれば、食に関して配慮できるスタッフが増えると思います。

Chapter 4 Section 1 急性期病棟特有のケアの課題と改善ポイント

❼ 入浴介助の拒否への対応

> **ケアのポイント**
>
> ● 「驚かせない、不安がらせない細やかな配慮」と
> 「"快"のイメージが先に来るケア」がケアの拒否を減らす。
>
> ● 清拭は温かいタオルを使って"快"を感じてもらう。薄いペーパータオルは、
> "快"の気持ちにつながりづらいので、可能であれば避ける。

驚かせないこと、"快"のイメージをもってもらうこと

　入浴やシャワー浴は、強い拒否を受けやすいケアの一つです。他人の前で無防備に裸になり、湯をかけられ、目を閉じなければならない瞬間もあるため、認知症の患者にとっては、不安や怖さを感じやすい状況と考えられます。また、病室から浴室へ環境が変わるため、警戒心も強まります。

　入浴介助では、「驚かせない、不安がらせない細やかな配慮」と「"快"のイメージが先に来るケア」が、拒否を減らすポイントになります。

　浴室まで来たのに、患者に服を脱ぐようにお願いすると躊躇し、脱衣室で全体を見回して「やっぱり帰る」と言いだすときは、環境が変わったことや、看護師がつくりだす雰囲気に、驚きや不安を覚えている可能性があります。患者の表情が硬いと感じたときには、入浴担当の看護師が笑顔をつくって「お待ちしていました！　気持ちよいですから、ゆっくり温まりましょうね」などと、歓迎する態度を最初に見せるようにしましょう。

　服を脱ぐことに躊躇しているときには、タオルをかけて隠すなどの配慮をしてください。また、浴室に移動する際には、「お風呂はいいですよね。気持ちいいですよね」など、"快"のイメージをもてる言葉を何度も伝えることが有効です。

シャワーの湯をかけるときは、驚かせることのないよう、先に本人の手で湯加減を確認してもらいます。身体を洗うときは、顔から拭くように学んだ人も多いと思いますが、ユマニチュードというケア技法では、顔は最後に洗うことを推奨しています。最初に顔に濡れたタオルが近づくと、警戒している状況で目を閉じることになり、不安が高まり、突然の強い拒否や悲鳴につながるからです。

混乱しやすい患者に対して配慮すべきポイントをポスターなどに書き込み、浴室に貼っておくと、ケアの際に常に注意することを意識できると思います。

ペーパータオルでの清拭は可能であれば避ける

入浴拒否が強すぎるために、清拭で対応せざるを得ない場合もあります。清拭では、温かいタオルを用意し、「温かい、気持ちいい」という言葉を何度も伝えながらケアを進めてください。清拭を嫌がる患者でも、「いつも同じ姿勢だと疲れますよね。身体が楽になるように、首の後ろを温めましょうか？」と蒸しタオルを首の後ろに当ててあげると、ほとんどの人が気持ちよさそうにします。そして「せっかくだから背中全体も温めますか？　気持ちいいですよ」と伝え、背中にタオルを押し当てながら清拭をします。"快"が先に来ると、清拭を受け入れてもらえる可能性が増えます。

患者が清拭を嫌がるようならば、無理に実施せず、別のタイミングで"ついでに"というかたちをとって、清拭をします。たとえば、ズボンを変えることを嫌がる患者の場合、排泄介助のときに"ついでに"清潔を保つケアに移ったり、別のタイミングで「気持ちがいいから足を温めましょうか？」と足先に蒸しタオルを巻いて、"ついでに"ズボンも交換して清拭をするという方法があります。

最近は、感染予防のために清拭に使い捨ての薄いペーパータオルを用いるところが増えてきました。しかし、薄いペーパータオルでは、どんなにたくさん話しかけて、ゆっくり丁寧に拭いても、すぐに冷たくなるため、患者が"快"を感じづらいものです。できるだけ温かさを保持できるタオルでの清拭の実施を考えてください。

Chapter 4 Section 2 各病棟での認知症ケアの実践

① 認知症ケアに主に取り組む病棟のケア（精神科）

> **ケアのポイント**
>
> ● 声かけなどに注意して、肯定的でポジティブな姿勢で支援し、マイナスの感情を表さない。
>
> ● 患者が自由に動くことを可能な限り妨げない。
>
> ● 無理やり行うケアはできるだけ控える。

不穏による行動は、助けを求める心の叫び

　病棟を問わず、認知症ケアでの困りごとの代表例が、イライラや不安・焦燥感から、患者が不穏になることだと思います。

　認知症の患者の多くは、入院に同意できず、納得しない気持ちを抱えています。そのため、入院後に、「帰りたいんです」「出口を教えてください」「いつまでここにいなければいけないの？」「おーい！　おーい！　看護師さーん！」などの言葉を繰り返します。出口を探そうとしたり、不安が募って苛立ち、大きな声を出したり、スタッフをつねったり、噛んだりすることもあります。

　しかしこのような行為を、ただ「暴言や暴力行為」と呼ぶことに、筆者は違和感を抱いています。なぜならいずれの行為も、患者にとっては、不安や恐怖によって、必死に助けを求めている気持ちの表れだといえるからです。

　認知症の患者に対しては、「この言葉や行動は、病気が原因で起きている」「認知症の症状が患者を不安や恐怖に陥らせている」ことを、常に肝に銘じて、ケアにあたる必要があります。

　そのうえで、認知症の患者に対して、筆者の所属する精神科病棟で実践している3つのケアを紹介します。

ケア① マイナスの感情をケアの言葉にしない

　患者が看護師を追いかけて、男女の部屋にかまわずについてくる。部屋に戻っても、ナースコールを鳴らしつづける。これらの行動は、認知症による不安が原因だとわかっており、丁寧に対応をしたい。しかし、その人のケアだけに時間をかけられない——忙しく働く看護師は、ときにこのようなジレンマで、気持ちが波立つことがあると思います。安全面への懸念があり、暴力的な言動から逃げたくなるときもあるでしょう。

　現場で働く看護師が、マイナスの感情を抱くことは、決して悪いことではありません。ただし、マイナスの感情をケアの場面で出すことは、専門職として避けなければなりません。

　私たちケアを提供する者が発する言葉には、力があります。そして、マイナスの感情がいちばん表れやすいのが、声かけです。

　ただでさえ看護師は、長年の習慣と教育によって、安全管理を優先する意識をもっています。仕事を安全に遂行したいがために、「一人で歩いたら転びますよ」「病気が治るまで帰れませんよ」といった否定的なニュアンスの言葉が、自然と口に出てしまうのではないでしょうか。

　仕事の場面、ケアの場面で発する言葉を見直してみましょう。同じ状況に対する声かけでも、看護師一人ひとりができるだけ肯定的な表現をしようと意識することで、結果的に病棟全体が、認知症ケアを前向きに考えることにつながると思います。

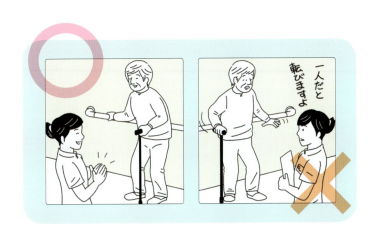

ネガティブな感情を抑えることは、簡単ではありません。筆者自身も、「認知症の患者にネガティブな声かけはしない」と心に決めて、ネガティブな言葉や思いがケアに表れていないか、普段から気をつけていますが、それでもときに「骨折したら大変だから」などの否定的なニュアンスの声かけをしてしまいます。

　そのようなときは、ネガティブな言葉や思いを同じ内容のポジティブな表現に変換できないか振り返ります（表）。そうすることで、次回のかかわりのときに、ポジティブな表現が使えるようになります。

表　ポジティブな言葉・思いへの変換（例）

	ネガティブな内容	ポジティブな内容
言葉	転んだら危ないですよ	よく歩いてこられましたね
	さっきも言いましたけど、待っていてください	3分だけ待ってくれますか（3分したらうかがいます）
	病気が治るまで帰れませんよ	体調がよくなったら帰れますよ
思い	ゴミ箱におしっこをした、放尿された	尿意がわかって、自分で排泄できてよかった
	転ぶかもしれないから抑制が必要だ	足が丈夫になれば、抑制は外せる可能性がある
	転倒予防のために監視する	安定して歩けるか見守る
	今日も忙しくて大変だった	みんなで協力したから今日も無事に仕事が終わった
	緊急入院は困る。認知症？	自分が患者だったらいつでも気持ちよく受け入れてもらいたいから、協力して受け入れよう

ケア② 自由な動きを可能な限り妨げない

　患者の自由な動きを妨げないことも重要です。筆者の所属する精神科病棟では、行動制限最小化委員会のもと、医療保護入院などにかかわる患者に対する行動制限を必要最小限にすることを目標に活動しています[6]。

　行動制限を最小限にするということは、患者が自由に動くことを尊重するケアを実施するということです。たとえば、患者が一人で歩いているのを見かけたとき、「転びますよ」と声をかけ、やめさせるのではなく、「この患者は何をしたいのか、どのような気分でいるのか、何に困っているのか」と考えて、その思いをサポートするケアを模索します。

　また、患者が身体を動かすことは、身体機能の低下を防ぐことにもつながりま

す。動くケアには転倒などのリスクが伴いますが、「動く・歩くケアを推進することが、転倒しても大けがをしないことにつながる」「立ち上がって歩くことは、筋力がつくだけではなく、日常生活動作（ADL）を回復できる」とポジティブに考えて、ケアを実施します。一般の病棟では、患者はベッド上で過ごすことが多いと思いますが、ここでは、患者の疾患や認知症症状の状態に合わせて、身体を起こして、できる限りベッド上ではなく、イスに座るなどの支援をしています。

　また、可能な患者には、午前・午後を問わず、体操を勧めるなど、ベッドから離れてケアを受ける時間を設けています。同時に、身体を動かしても、ひと休みできるように病棟のあちこちに座ることができるイスを置いています。

　病棟スタッフの共通の目標として、「患者に歩いてもらうケアを丁寧に行い、低下していた機能の回復を目指す」を定めて、日々その実現に取り組んでいます。

　一方で、精神症状がすぐれない、病態が急性期にある、せん妄が見られる場合は、有効な薬物療法についてアセスメントすることも必要です。薬物療法を行えば、患者は自由に動くことができなくなります。しかし筆者は、頓用薬を個々に合ったタイミングで投与することは、決して患者の行動を抑制しようとする行為ではなく、不安や苦痛の緩和の手段であると考えています。

　非薬物療法では効果が低く、強い怒りや落ちつかない、焦燥感でそわそわしている、大きな声を出しつづけている、全然眠れないといった症状を見せる患者には、スタッフと相談し、頓用薬の使用を検討します。

ケア③　ケアを強要しない

　行動を制限しないのと同様に、患者が嫌がるケアを無理やり行うことも控えるようにしています。

　入浴や保清のケア、痰の吸引などは、不穏なときに無理に行うと、皮膚や気道はきれいになっても不穏が強まり、結果的に患者との間に信頼関係が築けなくなるおそれがあります。

　認知症ケアでは、何人がかりで抑えて処置や検査を実施せざるを得ない場面に遭遇することがあります。こうした機会をなるべく減らせるように、精神科だか

らこそできる取り組みとして、身体的な治療と精神的な治療とのバランスや、治療・ケアの優先順位を、医師・医療者と毎日話し合って、最善の方法を検討しています。

　たとえば、肺炎で入院した患者は、定期的にX線の検査を行いますが、患者の状態が悪く検査室に移動できない場合は、ポータブルの機器を病室に持ち込んで撮影します。病室に入ると、患者が眠っていたとします。このようなときに患者を起こして検査を実施しようと考える看護師は、少なくないと思います。患者の回復を目指して、必要な検査を行うことは当たり前であって、患者を起こすことに何の疑問も感じていない方もいるでしょう。

　しかし、「患者を起こすことの不利益」についても考える必要があります。

　すべてのケースでこのようにできるとは限りませんが、患者がよく眠っているときには、医師や検査技師に相談して、検査の時間をずらせないか、できる限り検討するように心がけたいものです。

　患者が検査を嫌がるとき看護師が、その検査は「どうしてもいま行わなければいけないか？」「無理をすることのデメリットはないか？」と考えること。それは患者の身体をないがしろにすることではなく、患者にとっていま最優先にしなければいけない治療とケアは何かを、かかわるスタッフ全員で検討することでもあります。

寄り添うケアを積み重ねる

　身体疾患で入院治療を受けたあと、食欲が回復せず、せん妄が遷延している患者が、精神科に転科すると改善するようになる、元気になると言ってもらえることがあります。これは、患者の気持ちを考えながら、先に述べた3つのケアを実践してきたことによると考えています。

　食事について具体的に行っていることは、次のようなことです。

　たとえば、一般的な病棟では、食事はベッド上で、一人で摂ることが多いと思いますが、筆者の所属する精神科病棟では、ほかの患者と一緒に食事ができるようにデイルームに案内するようにしています。

また、食事の時間に患者が眠そうにしていたら、すっきりとした気分で食べられる状態になるまで待ちます。

　食事が進まない患者に対して、私たち看護師は、つい「食べられなければ点滴ですよ〜」などとネガティブな声かけをしてしまいますが（筆者も経験があります）、できるだけ自然に飲んだり食べたりできるように支援することを心がけています。認知症の患者は、喉の渇きを感じにくくなっているため、適切な水分補給ができずに、脱水になることも少なくありません。そこで「喉が渇いていませんか？ 好みの水分は何ですか？」と問いかけて、喉が渇いていることに気がついてもらい、水分を自発的に摂るように促しています。

　そのほかにも、長年の実践で得られた「認知症の人が食べやすくなる工夫」をスタッフ全員で共有しています（たとえば、パンをカナッペ風［おつまみのよう］にして、一口で食べやすくする、軽くトーストしてみる、落ちつかない患者にはホットミルクを提供する、など）。

　食事のケアに限らず、好みの音楽やラジオをかけること、ベッドサイドに座って、思いやりのある声がけなど、「その人にとって、よりよいことは何だろう？」と考えながら、患者に寄り添うケアの実践を積み重ねることが、認知症ケアの基本だと考えています。

＊　＊　＊

　筆者は2017年春、精神科病棟から一般病棟に異動しました。その際に、当院の認知症疾患医療センターのセンター長にかけられた言葉が印象的でした。
「認知症（ケア）が好きだという思いが、病院中に広がればいいね」
　認知症の方たちに怖い思いや、悲しい思いをしてほしくない、私たち看護師とのかかわりで、安心感や笑顔を取り戻してほしいと思います。
　病気だけではなく、患者本人を見つめ、心を通じ合わすようなケアを提供したい。そのような思いをもつ仲間がたくさん増えることで、認知症ケアの質が高まっていくと信じています。

Section 2　各病棟での認知症ケアの実践

実践の知恵

① 循環器内科／医師

疼痛予防を徹底し、せん妄発症のリスクを下げる

　日本の認知症患者数は2012年では462万人、2025年には700万人を超えると推計され、急性期医療を要する認知症患者数も増加してきています。認知症を伴う高齢者は、せん妄発症の高リスク保因者と考えられており、さらに緊急入院といった環境因子や精神的不安、不眠、原疾患自体や処置に伴う疼痛などは、せん妄を誘発・増悪させる原因となるため、積極的な予防対策が重要です。

【疼痛を評価し、せん妄発症を予防する】

　疼痛は国際疼痛学会により、「実際に何らかの組織損傷が起こったとき、または組織損傷を起こす可能性があるとき、あるいはそのような損傷の際に表現される、不快な感覚や不快な情動体験」と定義されています。つまり、患者が"痛み"を訴えた場合、「身体的あるいは精神的な痛み」が存在すると理解し、対応しなければならないことを意味します。

　疼痛評価にはいくつかの評価方法があります。筆者が勤務する急性期病院のICU・CCUでは、疼痛を自己申告できる場合は、数字評価スケール（NRS：Numerical Rating Scale）（図）、人工呼吸器管理中などで自己申告できない場合は行動学的疼痛スケール（Behavioral Pain Scale）（表）を使用し、2時間おきに評価しています[7),8)]。

　NRSは、痛みが0〜10までの11段階でどの程度かを、口頭ないしは目盛りの入った線上に記入してもらう方法で、目標スコアはNRS＜3としています。

　一方、BPSは、表情、上肢の動き、人工呼吸器との同調性という3項目について、それぞれ1〜4点ずつスコアをつけて3〜12点で評価する方法です。BPS＞5では、有意な痛みが存在すると判断しています。

さらに、ICU・CCU患者に対して、せん妄スクリーニングツールとしてConfusion Assessment Method for the Intensive Care Unit（CAM-ICU）を使用し、積極的にせん妄の診断を試みています[9]。

図　数字評価スケール（NRS）

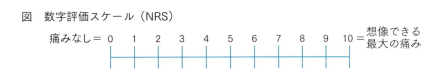

表　行動学的疼痛スケール（BPS）

項目	説明	スコア
表情	穏やか	1
	一部硬い（たとえば、まゆが下がっている）	2
	全く硬い（たとえば、まぶたが閉じている）	3
	しかめ面	4
上肢	全く動かない	1
	一部曲げている	2
	指を曲げて完全に曲げている	3
	ずっと引っこめている	4
呼吸器との同調性	同調している	1
	ときに咳嗽、大部分は呼吸器に同調している	2
	呼吸器とファイティング	3
	呼吸器の調整がきかない	4

【物理的抑制や薬剤による過度の鎮静を避ける】

循環器内科における救急の現場では、急性心筋梗塞や急性心不全といった、生命予後に影響し得る疾患への治療をまず行うことが最も重要です。そのためさまざまな機械やチューブ類を装着することが多く、しばしば身体抑制（物理的と薬物的）が実施されます。医療安全の立場から必要なこともありますが、物理的抑制は必要最小限とし、鎮静剤による過鎮静を避ける努力が必要です。

また、過活動型せん妄と異なり、低活動型せん妄[10]は十分に診断されていない可能性があります。しかし、低活動型せん妄に伴う「痛み」は、過活動型と同様であると考えられており、さらなる診断精度の向上が求められます。

高齢認知症患者の救急治療を実施するにあたり、常にリエゾンチームと連携して「痛み」の軽減を試みるとともに、早期リハビリテーション導入や栄養管理なども含め、多職種による包括的アプローチを充実させることが重要です。

Section 2　各病棟での認知症ケアの実践

実践の知恵

② 循環器内科病棟／看護師

患者の混乱・不安を増長させない接し方を徹底する

　循環器内科に入院する認知症の患者の多くは、循環障害や呼吸障害を抱えており、身体症状の悪化から、せん妄を発症しやすい状態にあります。自宅でせん妄状態に陥り、入院時にはすでにせん妄が遷延している場合も少なくありません。入院後にせん妄を起こさせないケアの実践が求められます。

【認知症の患者が置かれた状況】

　循環器内科病棟に入院する認知症のある患者の多くは、入院や治療の必要性を十分理解することができないまま、入院生活が始まっているのが現状です。

　入院や治療の必要性を十分に理解できないため、「ここにいても仕方がないから帰る。帰してくれないなら警察呼ぶぞ」と、呼吸困難症状を呈しながらも、必死の面持ちで看護師に訴える患者もいます。

　私たち循環器内科病棟の看護師は、疾患によって引き起こされる症状（苦痛）を改善するために、心電図モニターなどの医療機器の装着、点滴での薬物投与と酸素投与、ベッド上での安静療法など迅速に対応します。

　ところが、このような看護師のすばやい動きが、かえって認知症の患者に対して不安を与えてしまい、患者の混乱や不安を増強させている可能性があります。

　認知症のある患者は、一度不安になると、治療や検査の必要性を何度繰り返し説明しても、同意を得ることが難しくなります。また、患者の不安感は、激しい動きに変化し、安全を維持することが困難となり、やむを得ず、身体抑制や鎮静剤などの薬物を投与しながらの治療や検査を実施しなければならなくなってしまうのです。

【不安や混乱を増強しないケアを心がける】

　認知症のある患者に、安心して治療や看護を受けてもらうためには、患者に不安や混乱を起こさせないケアの実践が必要です。

　たとえば入院時には、治療への焦る気持ちを抑えて、自分の視線を患者の視線と同じ高さにして、患者への挨拶と自己紹介を行います。ゆったりとした口調で穏やかな表情を心がけ、「決して私たちは敵でない」ということを患者に示すことが重要です。

　患者が苦痛を訴えている場合は、苦痛の原因を的確に把握し、ねぎらいの声かけを行いながら、「いますぐ楽になりますからね」と、安心できるような声かけも忘れません。

　それでも、循環器疾患の悪化からせん妄が出現し、鎮静剤投与も考慮しなければならない状況に陥ることがあります。

　しかし鎮静剤の投与時間が長時間に及ぶと、循環器疾患は改善しても、低活動型せん妄（152ページの10)参照）が出現し、身体機能の低下を招くことにつながる場合もあります。疾患の治療の動向を見ながら、せん妄状態と鎮静状態をアセスメントして、入院生活のなかでも生活リズムを整えていくための援助をすることが、疾患の治療と同様に大切だと考えています。

　認知症のある患者へのケアに行き詰まるときは、専門分野の垣根を越えて、精神科医師や認知症看護認定看護師、循環器内科医師と看護師で情報交換を行い、治療とケアの方向性を統一しています。

　患者に真摯に向き合うことが、最良のケアの提供につながると信じています。

Section 2　各病棟での認知症ケアの実践

実践の知恵

③ 呼吸器内科／医師

入院前の元気な姿をリアルに想像して、生活目線で対応する

　当科には、さまざまな疾患の患者が入院されていますが、ケアのポイントは、認知症の患者に限らず、すべての呼吸器疾患に共通するものです。すなわち、入院前の元気な姿をリアルに想像し、なるべく早く元の日常生活に戻ってもらえるよう、生活目線で患者に対応することです。

　ここでは日常診療で多く見られる誤嚥性肺炎、慢性閉塞性肺疾患を例にケアのポイントを挙げました。

【誤嚥性肺炎を起こさせないケア】

　認知症の患者の多くは、嚥下機能障害を合併しています。したがって、誤嚥性肺炎を発症しないように注意します。

　誤嚥性肺炎は、口腔内容物や逆流した胃内容物を誤嚥することにより発症します。誤嚥には、摂食嚥下時にむせるような「顕性誤嚥」と、夜間を中心に分泌物が無意識のうちに気道内に垂れこんでしまう「不顕性誤嚥」があります。高齢者の誤嚥性肺炎は、不顕性誤嚥によるものがほとんどです。誤嚥によって口腔内の細菌が気管や肺に入ってしまい、体力、抵抗力、免疫力の低下などによって菌の増殖が抑えられず、肺炎を起こしてしまいます。

　治療としては、まずは絶食とし、輸液、抗菌薬の投与を開始します。ただし、長期間の絶食は、嚥下に必要な筋力の低下、口腔内乾燥による菌の増殖、消化管の機能低下をきたすため、早急に経口摂取を再開することが重要です。

　経口摂取のタイミングは、①覚醒状況、②体温・呼吸、③口腔内の状態が良好であるとき、口腔ケア・マッサージを行い、安定した姿勢にして、頸部前屈位を

とります。反復唾液飲みテスト[11]や改訂水飲みテスト[12]を行い、嚥下が見られれば、ゼリー食のようなむせにくい食形態から注意深く経口摂取を開始し、食後の誤嚥の有無を確認します。

嚥下が見られない場合には、嚥下リハビリテーションの開始が必要です。

経口摂取の早期開始は、栄養状態の低下に歯止めをかけ、早期離床が可能となるため日常生活動作（ADL）の維持にもつながります。

なお、誤嚥性肺炎は、再発を繰り返すことが多いため、家族や介護者に対しての指導が不可欠です。食形態の見直し、口腔内を清潔に保つ、就寝時にはできるだけ頭位を高く保ち胃食道逆流を防ぐ、などの対策が必要です。

誤嚥性肺炎を繰り返す場合には、介護面での見直しが必要な場合が多く、さらに顕性誤嚥を繰り返す場合には、栄養摂取方法や終末期医療の選択についても、家族と相談することが求められます。

したがって家族には、病状について正確な共通認識をもってもらうこと、患者自身にとって最良な治療が進められるよう、密接な関係を築いていくことも重要です。

【慢性閉塞性肺疾患の急性増悪を減らすケア】

認知症のある高齢患者は、呼吸器症状が悪化しても、それを自ら訴えることが難しい状況にあります。慢性閉塞性肺疾患の増悪が見られても、気がつきにくいため、急性増悪の頻度を減らすケアが必要です。

慢性閉塞性肺疾患の急性増悪の頻度を減らすための介入として、禁煙指導は不可欠であり、さらに吸入薬の使い方の指導、呼吸困難時のパニック対策、排痰指導が必要となります。

しかし、最も重要なことは、高カロリーの食事摂取を励行し、歩行やリハビリテーション、呼吸筋ストレッチなどを行い、抑うつを解消し、日常生活における満足感が高まるようサポートすることです。

Section 2 　各病棟での認知症ケアの実践

実践の知恵

④ 呼吸器内科病棟／看護師

患者の気持ちに立って、いつものケアを工夫する

　呼吸器内科病棟に入院してくる患者は、酸素療法を必要とする場合も多く、看護師は酸素飽和度（SpO_2）や呼吸状態を見ながら、酸素量をコントロールします。
　看護師は、SpO_2の数値だけにとらわれず、患者の気持ちに立ってケアをすることが求められます。

【酸素療法用の器具を装着する患者の気持ちを考える】

　認知症のある患者には、酸素療法用の酸素マスクや酸素カニューラを外してしまう方が多くいます。SpO_2低下アラーム音が鳴って、病室に行ってみると、酸素マスクを外している。看護師は、酸素マスクの必要性を説明して装着する。再度、アラーム音が鳴る、患者に説明して酸素マスクを装着する……の繰り返しになり、患者にも看護師にもストレスとなります。

　しかしここで、酸素療法の必要性を理解できない患者の気持ちを考えてみてください。「入院によって環境が変わったうえに、顔の前にビニール製のマスクをつけられたり、鼻の中に管が入り、空気が出てくる」「それを固定するゴムで耳も痛い」「しかも、これをつけたからといって、自分がつらいと思っていることが改善されるわけではない」というものではないでしょうか。

　このような行為に対して、明確な解決策はありません。しかし、SpO_2の数値だけにとらわれず、患者の気持ちになって考えると、一つひとつの声かけや対応が変わってくるかもしれません。

【見えない、気づかない工夫をする】

　気胸や胸水貯留によって胸腔ドレナージが必要な患者もいます。これらの治療は、ほかの選択肢も少なく、ドレーンが外れたり抜けたりすると生命に直結するため、認知症のある患者に留置が必要になった場合は、とくに気を使います。

　日々、高齢者の呼吸器内科看護を実践している私たちは、ドレーンがきちんと留置できれていればよいのでドレーンがついていることを気づかれない工夫をします。具体的には、次のような工夫をしています。

①ドレーンが見えないように留置する
②挿入による痛みを鎮痛剤などでコントロールする
③引っ張られても外れないようにドレーンを長くする
④定期的に排泄の声かけをする　　　　　　　　　　　　　など

【患者の気持ちをもとに全員で最善を考える】

　気管支鏡検査や、抗がん剤や放射線治療のために、認知症のある患者が呼吸器内科病棟に入院することもあります。患者のなかには、なぜここ（病室）にいるのか理解できず、「家に帰りたい」と繰り返し訴え、検査や治療を拒否したり、実際に「家に帰りたい」と無断外出を試みる方もいます。

　そのような場面に対して、「何でこんな思いをさせてまで」と思う看護師は少なくありません。一方、医師は「病気を治療する」という倫理観をもって治療にあたっています。家族には「少しでも長く生きてほしい」「効果がある治療ならやってほしい」などの願いがあります。

　このようなときは、患者本人がどうしたいかを確認したうえで、家族、医師、看護師それぞれの、患者に対する思いを話す機会を設け、患者の気持ちをもとに全員で最善を考えることが大事だと思います。

　「帰りたい」という患者の思いの理由が、治療自体にない場合もあります。「家に帰りたい」と言い、治療を拒否していた患者が、妻が面会に来て、顔を見せてくれたら、治療を受けるようになったということがありました。この患者は、入院前に家で妻の介護をしており、「家に帰りたい」は「妻が心配」という思いの表れだったので、元気な妻に会うことができて安心できたようでした。

実践の知恵

⑤ 糖尿病内科／医師

病態に合った血糖コントロールや服薬管理を実践

　糖尿病患者の認知機能低下や認知症は、アルツハイマー病、血管障害、転倒、うつ、糖代謝などといった、さまざまな要素が組み合わさって起こります。したがって、心身機能、臓器機能、併発疾患、社会的背景などの個人差を考慮し、本人や家族・介護者の希望などを配慮したうえで、各人の病態に合わせた包括的な加療をチーム医療で取り組んで、さらなる認知機能の低下や認知症の発症のリスクを下げていく必要があります。

【中等度以上の認知症患者などへの血糖コントロール】

　筆者が勤務する急性期病院では、定期的にカンファレンスを開催し、管理栄養士、薬剤師やソーシャルワーカーといった多職種と連携しながら、積極的に情報共有を行い、中等度以上の認知症のある患者への血糖コントロール目標を、HbA_{1c} 8.0 ± 0.5%に設定しています。

　認知症のある患者は、薬剤の自己管理が困難なため、厳格な血糖コントロールを行うと重症低血糖をきたしやすく、逆に弊害が大きくなるからです。

　同様の理由から、基本的日常生活動作（BADL：basic ADL）低下がある患者、低血糖のリスクが高い患者、社会サポートが乏しい患者にも同じ目標を設定しています。

　また、急性期病院に入院する高齢者の場合、平均余命が短いために、血糖コントロールの意義が相対的に小さくなります。そのため、心身機能や生活の質（QOL）の維持を主目的に対応します。食事療法や運動療法についても、減塩やストレッチの励行など、日常生活で比較的実行しやすいものから導入を推奨しています。

【薬剤の選択と調整】

　薬物療法においては、低血糖を起こしにくく、簡便で安全性の高い薬剤の選択・調整が重要です。

　低血糖防止の観点からは、インクレチン関連薬（DPP-4阻害薬など）が最も使いやすいです。有害作用の観点からは、以下の患者で、それぞれ選択から除外されます（表）。

表　薬剤と除外対象

経口糖尿病薬	除外対象
● スルホニル尿素薬（SU薬） ● ビグアナイド薬（BG薬） ● SGLT2阻害薬	重度腎機能障害の患者
● α-グルコシダーゼ阻害薬（α-GI薬）	肝機能障害や腹部手術・腸閉塞既往の患者
● チアゾリジン薬	心不全の患者

　また、SU薬は低血糖をきたしやすくかつ回復も遅れやすいため、できるだけ少量使用としています。

【家族サポートを含む服薬管理の視点】

　認知症の患者の服薬管理の対策としては、家族サポートを含む生活環境なども考慮する必要があります。具体的に以下のように対応しています。
①経口糖尿病薬を一包化し、服薬タイミングを統一する
②服薬数と服薬回数を減らし、簡便化する
③可能であればインスリン治療からの離脱を試みる
④インスリンは頻回注射から1日1回の持効型インスリンと、経口糖尿病薬との併用療法に切り替える
⑤1日1回、または週1回のGLP-1受容体作動薬の注射に変更する

　認知症や、ADL低下などの生活機能障害の克服が、今後の糖尿病医療の課題の一つとも考えられます。今後は医療関係者のみでなく、早期からの認知症対策の重要性について、一般社会にさらに啓蒙していく必要があると思われます。

⑥ 糖尿病内科病棟／看護師

患者のその人らしさとQOLの維持を目標にしたケア

　中等度以上の認知症がある場合や、多くの併存疾患や機能障害を有する高齢糖尿病患者には、心身機能や生活の質（QOL）の維持を目標に治療方針を決定するようガイドラインは示しています[13]。認知症がある高齢糖尿病患者に対する看護でも、「その人らしさとQOL」を確保するかかわりを意識的に行うことが有効です[14]。

【患者と同じ目線で療養生活を考えて関係性を築く】

　認知症のある糖尿病患者が入院されたら、まず、「残された人生をどのように生きたいのか？」を患者に確認します。そのうえで、そのための治療選択を患者本人にしてもらえるように患者の意思に耳を傾け、患者の選択を医師に伝えて、ケアの方針を相談します。難聴で認知症があるなど、意思確認に時間と工夫が必要な患者であっても、希望や意思をもっており、それに耳を傾けるプロセスが関係性の構築となることも少なくありません。

　患者のコミュニケーション能力に合わせた説明を行い、反応を確認することも重要です。患者が不安であることは、認知症の行動・心理症状（BPSD）を引き起こす要因となり得ます。また、不安を感じた状態では、治療方針や服薬の説明を受けても、理解できない可能性が高くなります。表情だけでなくその行動が意味する意思など、言語表現に至らない患者の反応を確認し、患者の思いや、どの程度説明などを理解できているかを推察する必要があります。

【患者の考え、生活スタイルに合わせた外来対応】

　認知症がある場合には、外来受診日そのものを忘れてしまいがちです。通院自

体が困難になることもあるため、血糖コントロールはどうしても不安定になります。患者の考え方や生活スタイルに沿った、柔軟な糖尿病治療方針を、担当医と相談して決める必要があります。

　また、重症低血糖を繰り返すと、転倒しやすくなるだけでなく、認知機能障害もさらに進行します。高血糖状態に脱水・感染症を伴うと高浸透圧高血糖状態（HHS: Hyperosmolar Hyperglycemic State）をきたしやすいため、外来通院早期から手段的日常生活動作（IADL）を評価することが重要です。IADLの評価では、とくに服薬管理、食事の準備、金銭管理などができているかを確認します。

　同時に、考えられるリスクに対しては、病院以外にも地域での種々の支援を受けて生活することや、施設入所などの対策が考えられることを患者・家族に説明し、支援を受け入れる気持ちになるように働きかけています。説明の過程で、支援受け入れに対する患者・家族の思いや考えを確認し、方向性の決定につなげていきます。糖尿病患者は、足病変の悪化も起こりやすいため、医療・介護スタッフが足の観察・ケアも併せて行っています。

【療養生活での混乱をいかに減らすかが課題】

　ケアでは、認知症のある患者その人自身を知り、QOLを考えて、持続可能な治療・療養生活を提案し、周囲のサポートが受けられる体制を整えていきます。しかし、入院・外出などの環境変化で、不安感が強まり、患者が混乱することがあり、混乱を起こす機会をいかに減らすかが、今後の課題です。

　また、経口糖尿病薬や血糖測定・インスリン注射が、不安・焦燥感の要因になっているケースも多く見られます。このような場合は、服用や血糖測定・インスリン注射の実施のタイミングを他者が介入できる時間にまとめるなど、シンプルにすることを医師と相談しています。

　経口糖尿病薬・血糖測定・インスリン注射を拒み、患者が来院しない場合は、患者本人の意見を傾聴し、なるべく希望に沿うような治療法がないか、医師に相談しながら模索します。また、そのような状態に至る前に、病院以外に地域・施設からの支援を受ける対策を提案し、つないでいく体制を整えることも、今後の課題と考えています。

実践の知恵

⑦ リハビリテーション科／医師

"その人を見て"適切なリハビリ・ケアの提案につなげる

　医療のリハビリテーション（以下、リハビリ）は、現在、疾患別リハビリが主体です。しかし、リハビリ処方をする場合、"人"を見ることからスタートしてこそ、適切なリハビリやケアの提案につながると考えています。

【右変形性膝関節症のある重度左片麻痺患者のリハビリ例】

　75歳女性、右変形性膝関節症のため右膝痛があり、痛くない左脚で右脚をかばいながら外出は可能でした。認知機能も少し低下がありましたが、慣れた日常生活ではおおむね自立して過ごせていました。この方が右脳梗塞を発症し、重い左片麻痺と認知機能低下が残りました。リハビリでは、左下肢麻痺が重いため、右下肢で体重を支え立位練習する必要がありますが、右膝関節痛のためできません。

　この状況で、単に脳梗塞のリハビリを行っても立位や歩行練習などまったくできません。右変形性膝関節症に対するリハビリを積極的に取り入れる必要があります。しかし、脳梗塞後の認知機能低下（病状理解や今後の見通しをたてるのが困難な状態）のため、右膝関節痛がある右下肢のリハビリが必要ということが十分理解できず、リハビリの受け入れもよくありませんでした。

　このような場合、認知機能や精神面への働きかけを行いながら、運動器リハビリを取り入れた脳梗塞急性期のリハビリが必要です。右膝保護のため右膝装具の積極的活用、病棟生活で疼痛を軽減し離床を進めるための環境設定、薬物両方の活用なども並行して行うことになります。その過程で、本人を支える周囲の人々（家族・友人・医療スタッフ）に説明を行い、その方々の理解度や能力も勘案し、それぞれが分相応の役割を担うということになります。

【病棟で認知症のある方へのアプローチ】

　病気がはじめにあるのではなく、"人"がまずそこにいて、本人が困っていることは何かを知ることが、出発点です。認知症の方は、困っていることを相手にわかるように伝えるのが難しくなります。ただ結論だけを、嫌だ・やりたくないという拒否形で表現されることが多いのです。周囲もその態度に困惑して、この人は拒否するというレッテルを貼ってしまいがちです。いったん、そのようなレッテルが貼られると、少なからず周囲は介入することを諦めてしまっていませんか。

　認知機能の程度にかかわらず、人の価値観や物事の優先順位は千差万別です。日常診療で医療者が問題点と考えることと、本人の訴えが一致しないことが、ときどきあります。まして、コミュニケーションが困難な認知症の方では、こちらがこのことに困っているのではと推測しても、違っていたりするのです。

　認知症が進んだ人の訴えを理解するために、周囲の人が意識的に情報収集することが必要となります。それには、その人の日々のしぐさや反応を見ながら注意深く観察し、重要なサインを見逃さないという姿勢が役に立ちます。日々のかかわりのなかで、忍耐強く注意深い観察を続けてケアに活かすという姿勢を、どのようにして保ちつづけるのか、そこが問われています。

　認知症になる前であっても、認知症になってからでも、人は多様です。多様性は人の社会では重要な役割を果たしています。一つの社会・一つの組織・一つの病院・一つの病棟、あるいは、一つの施設における考え方や価値観などの多様性は、優しさ・思いやり・いたわりの心に必須で根源的なものです。多様性と優しさ・思いやり・いたわりがあることは、人々の生きやすさにつながり、個々の能力に応じ、能力を十二分に発揮できる場をつくることにつながります。

　それは、病棟という小さな組織でのケアにおいても同じです。さまざまな価値観がぶつかり合う場合、物事の決定に時間がかかり、皆が同じ方向を向いて進まないという欠点はありますが、互いを認め合い知恵を出し合い、落とし所や新たな方策を見つけだすことで、進展が起こり得ます。

　認知症の人々をケアするには、ケアする側が自分の価値観とは異なる人々やグループを許容し、別の発展を遂げる必要があります。つまり、「認知症の人々にかかわる側が、考え方のトレーニングやケア方法のリハビリを受けられる」という一面があることに、気づかされるのです。

⑧ リハビリテーション科病棟／理学療法士

リハビリテーションにポジティブに取り組める工夫をする

　急性期病院では、多様な疾患をもった患者に対して、リハビリテーション（以下、リハビリ）を提供しています。しかし、リハビリと聞くと、大変だろうな、痛いことやつらいことをするのは嫌だな、と考える患者も少なくありません。

　患者がリハビリを拒否しては、どんなに理学療法士が頑張っても、患者の筋力は増えませんし、歩行も安定しません。患者自身に動いてもらう必要があります。

　そのためには、患者にいかに前向きに、楽しく練習を行ってもらえる工夫をするかがポイントです。とくに認知症の患者には、練習への動機づけが非常に重要です。

【練習への動機づけと信頼関係の構築】

　リハビリの前提として、患者との間に信頼関係を構築する必要があります。患者にとって、「理学療法士は味方である」と感じてもらえるように、温かみのある接し方が求められます。一方的に練習を提案してもうまくいきません。笑顔で優しく話しかけることや、痛いところはないかと確認すること、説明する際は丁寧にすること、などの配慮が求められます。

　認知症の有無にかかわらず、笑顔で優しく話しかけられて不快に思う人はいません。はじめの声かけでは、患者の体調を確認すると、患者主体の関係性を構築するきっかけにもなります。

　リハビリの内容を丁寧に説明することで、認知症のある患者でもその場では納得し、練習されることが多くあります。ただし丁寧といっても、詳細な説明をすることではありません。詳細に説明すると、かえって患者を混乱させてしまう場合があるからです。大まかにポイントを絞って話すことを心がけてください。

【練習に楽しみを取り入れる】

　実際の練習場面では、たとえ一度説明したことであっても、各動作や練習ごとに繰り返し説明すること、その際の指示は簡単にすること、レクリエーションを取り入れること、などの工夫が有効です。

　認知症のある患者は、担当理学療法士の顔や日々の練習内容はもちろん、つい先ほどまで行っていた練習内容を忘れることもしばしばです。したがって、忘れることを前提に、その都度、平易に説明し、繰り返し練習を促します。

　練習に「楽しみ」を取り入れると、「苦手なことをしないといけない、嫌だな」と心のなかで構えることなく、練習を導入しやすくなります。たとえば、ボール投げや輪かけは、立位バランスや筋力向上などの要素を含んだ運動ですが、レクリエーションのかたちで取り入れることで、楽しみながら練習ができます。筋力トレーニングなどの直接的な身体機能向上を図る練習が難しい場合にも、これらの練習は有効です。

【それでも練習をやりたがらない場合】

　しかし、それでもうまく練習の参加につながらない場合もあります。とくに易怒的・暴力的な認知症の患者は、練習が困難になりやすいため、運動機能の回復のチャンスが少なくなってしまいます。

　このようなときは、当然のことですが、患者が抱いている不満は何かを考えることが、解決の糸口になります。また、ほかの同世代の患者と話す機会を設けることで、場が和むこともあります。

　ここまで、リハビリの場で実践していることをいくつか挙げました。患者の表情や言動を見て聞いて、患者が安心して治療に臨めるように、取り組んでいければと思います。

Section 2　各病棟での認知症ケアの実践

実践の知恵

⑨ 神経内科／医師

診療科の垣根を越えた情報共有を目指す

　認知症の経過中に発生する救急疾患への対応は、増加する一方です。認知症を有しているからこそ、「通常の医療行為」を「最低の侵襲で」行える急性期医療を提供する環境と、それを実現するための院内の診療科・職種の壁を越えた情報共有の改善が必要とされています。そのことが実現できた例を、以下に紹介します。

【アルツハイマー型認知症の診断をその後の治療に活かす】

　アルツハイマー型認知症（AD）に合併した嫉妬妄想が、胃がん術後に消失した症例を取り上げます。症例は70歳の女性です。

　受診5年前からもの忘れに、3年前には薬の管理ができないことに気づいていました。受診の2年前には、経営していた自分の店が代替わりをして、もの忘れが増悪しました。かかりつけ医は、ADと診断し、抗認知症薬の投与が始まりました。

　夫が外出しては女遊びをしている、という妄想を抱くようになり、夫に攻撃的な態度をとり、孫の前でも夫に暴力を振るうようになり、治療が始まりました。

　当科紹介初診で、改訂長谷川式簡易知能評価スケール（HDS-R）17点。紹介元の採血データに著変は認められませんでした。そのため、抑肝散、メマンチン、クエチアピンを使用し、やや落ち着きを取り戻しました。

　ときに激高する一方、「疲れた」と横になることが増える状況が数か月続いたころに、紹介元の定期採血で急激な貧血の進行が指摘されました。内視鏡検査をしたところ、Borrmann 2型の進行胃がんが発見され、腹腔鏡下幽門側胃切除＋D1リンパ節郭清を行い、化学療法は希望しませんでした。

　入院中には「みんなひどいわ。旅行に3人で来たのに、黙って私を置いて帰っ

たの。どうして？」と鞄を整理する行為が見られました。入院中であることを説明しても納得しません。「私の友達はどこの部屋かしら？」と個室からデイルームまで探して歩くこともありました。促すと病室に戻りましたが、「明日退院ね。何時に起きるの？　起こしてね」と繰り返し、対応が必要でした。

　また術後も、「食事は出されたものは食べてますよ」と言うものの、実際は摂取していないことが観察されました。

　第15病日で退院されましたが、その後も元気がなく、食思不振が続いたためクエチアピン、次いで抑肝散を中止しました。一方、嫉妬妄想は明らかに軽快し、消失しました。

　受診から3年後、腹痛を主訴に救急受診を受けました。体温は37.9℃、触診をすると上腹部軟でしたが、右季肋部に圧痛が認められました。CRP（C反応性タンパク）は3.2mg/dl、白血球数（WBC）は19,300、CTにて胆石＋急性胆嚢炎が発見されました。同日、緊急に腹腔鏡下胆嚢摘出術を実施しました。手術翌日から、荷物をまとめて「帰ります」と点滴していることを忘れたまま歩き、自室を出ると戻れないという様子です。「また手術したの？　いつしたの？」などと訴えるので、傾聴・説明で対応し、第6病日で退院しました。

【診療科の垣根を越えた情報共有】

　この症例では、悪性腫瘍の治療方針の検討と、外科的治療を要する急性の炎症疾患の治療とのいずれにも、入院時の神経内科でのADの診断が、診療科の垣根を越えて共有されており、また、看護師の適切な対応もあって、インシデントの発生を予防することができました。

　患者は、入院前後で一貫して、「病院に来ていること、何かの手術を受けたこと」はわかっているようでしたが、3年の経過でHDS-Rが17点→10点に下がり、生活すべてに介助を要する状態になりました。ADそのものは進行したととらえられますが、その間の急性期入院を繰り返すなか、急性期病院で提供する医療を「最低の侵襲」とすることで、夫と2人穏やかに過ごす時間を手に入れることができました。また、夫は今後の進行と、終末期にかけた具体的なイメージと、将来の希望を考慮できる余裕を得ることができました。

Section 2　各病棟での認知症ケアの実践

実践の知恵

⑩ 神経内科病棟／看護師

患者の残存機能を考え、入院生活をともに歩み楽しむ

　看護師の腕を捻じる、物を投げるなどの行動を見せる患者について、患者のケアにかかわるスタッフが集まって、多職種カンファレンスを実施した例です。

【カンファレンスで患者の状況を整理し、ケアを組み立てる】

　患者は、介護施設入所中の70歳代男性（要介護2）。レビー小体型認知症と診断されていました。無動の症状が夜間に出現するため、薬剤調整目的で入院しました。日中は薬が効く「オン状態」が多く、身の回りのことは自立していましたが、夜間は薬が効かない「オフ状態」で身体が動かしにくい時間帯に、うがいや排泄のための離床希望がありました。看護師は転倒の危険を説明し、ベッド上で行うように促しましたが納得せず、しだいに感情が高ぶり、対応する看護師の腕を捻じる、物を投げるなどの行動がみられました。

　カンファレンスでは、看護師と患者のそれぞれの立場から、状況を整理しました（表）。

　さらに、「もともと職人気質で、生活においても自己流のやり方がある」といった患者の性格や、「入院前の施設では、オン状態のときは、レクリエーションを楽しまれていた」といった生活スタイルを確認し、問題になっている行為への対応策を検討し、実行しました。

表　状況の整理

看護師の見解	■ なぜ突然怒るのかわからない。 ■ どうして、看護師の腕を捻じる、物を投げるなどするのか。 ■ パーキンソン症状のための歩行状態が不安定で夜間の転倒が心配。
患者の見解	■ 自分の身体が思うように動かない。 ■ 自分のしたいときにしたいことができない、させてもらえない。 ■ 歩こうとすると、すぐに看護師が声をかけて止めにくる。

まず薬剤調整として、「抗パーキンソン病薬の内容と服薬時間・用量」と「抗認知症薬の服薬時間」を変更しました。その結果、夜間の無動の状態がなくなり、夜間でも自分のペースで動けるようになりました。

　看護師の腕を捻じる、物を投げるといった行為に対しては、看護師との関係を調整する必要があると考えました。そこで看護師は、「患者の正面から穏やかに話しかける」「日中のオンの時間帯に、楽しいと思える活動を増やす」「看護師が来たら何かされるかも、と警戒心をもたれないようにする」などの点に配慮して、日々のケアを行いました。

　あわせて、患者の自立した生活への意思を尊重し、「行動を先に制止せず、一度その行為を行い、難しいことをともに体感する」「患者家族に転倒のリスクを伝えたうえで、陰から見守る看護を行う」などの対応を実行しました。転倒の危険に対しても、転倒防止目的の訪室をやめ、体動コールを活用して患者の行動を見守りました。また、再アセスメントで安全を確認したのち、4点ベッド柵を除去し、体動コールから感知式マットに変更しました。

　これらの対策の結果、患者の状態は変化し、落ち着いてリハビリテーションに参加し、入院生活を穏やかに過ごせるようになりました。

【ルール優先のケアから患者中心のケアへ】

　この症例から、病棟看護師は、病棟のルールに患者を合わせていたことに気がつきました。それまでは、人員が少ない夜間に転倒リスクが高い患者には、ベッド上での排泄を促したり、入眠中に定期的にオムツの交換や確認を行うことが、安全なケアで患者のためだと思っていました。急性期病院では、ともすれば検査や治療が優先されやすく、いままでの患者の生活リズムや背景まで医療職は配慮できていない場面が少なくありません。患者が看護師の腕を捻じたり、物を投げたりするのは、ルール優先の看護ケアが原因なのかもしれないと気づき、退院後の家や施設と同じ環境をできる限り提供したいと思うようになりました。

　神経内科の疾患は進行性のものも多く、本症例の患者もしばらくして再入院になりました。その際、この記録を読み直し対応に活かしたことで、患者が怒り、看護師の腕を捻じることなどはありませんでした。

Section 2 各病棟での認知症ケアの実践

実践の知恵

⑪ 神経内科病棟／臨床心理士

検査値だけでなく、患者や家族の思いなどを多職種で共有

　認知症の鑑別診断や症状の進行度などを測る際には、神経心理検査が有用な検査の一つとされます。認知症のための神経心理検査には、改訂長谷川式簡易知能評価スケール（HDS-R）やミニメンタルステート検査（MMSE）などの簡易スクリーニング検査があります[15]。

　ただし、ここでの"簡易"という言葉は、検査課題がたやすいとか、決められた検査を実施すれば自ずと結果が出るという意味ではありません。あくまでも「検査実施時間が比較的短くてすむ」という意味での"簡易"であることを理解しておく必要があります。

【原因検索としての神経心理検査】

　急性期の総合病院では、手術だけでなく治療や薬剤調整など、さまざまな目的で患者が入院します。なかには、高齢になってはじめて入院生活を送る方も少なくありません。

　日常生活から入院生活へと環境変化が起こると、これまで目立たなかった認知機能低下が顕在化することがあります。不安や心配を抱えた患者がとる行動は、患者自身や家族を戸惑わせたり、医療者が思い描く入院プランの変更を余儀なくする場合があります。

　そこで、HDS-RやMMSEなどの簡易スクリーニング検査を用いて、認知機能を測定し、原因検索を行います。このとき検査を依頼する医師が検査者に求めることは、どの認知機能（見当識、記憶、遂行機能、言語など）が、どの程度低下しているのかを測ることです。

【神経心理検査実施時の注意点】

　入院した患者の認知機能の低下は、認知症だけが要因ではありません。環境変化や全身状態、もちろん加齢も大きな要因の一つです。したがって、入院目的がもの忘れ検査や認知症以外の方には、検査実施時にとくに配慮が必要となります。なぜなら、患者も家族も「認知症（認知機能低下）では？」と想定していないかもしれないからです。それなのに、自分の能力を試すような質問を、矢継ぎ早に、しかも体調が悪いときにされたのでは、たまったのものではありません。そのときの検査点数だけが「MMSEが15点です（認知症アリ!?）」みたいに独り歩きしがちなのです。

　だからこそ、検査前の患者や家族との最初の出会いが肝心となります。検査者は、まず自己紹介し、患者に会いに来たことを伝え「この人（検査者）と話してもいいかな？」と思ってもらうように進めます。そのあとで、いまの入院生活への思いを尋ね、検査実施への了承を得ます。

　検査の最初の質問は、それから始めます。このひと手間は、時間にして5分程度でしょう。しかし、このひと手間で検査導入もスムーズになり、患者や家族の思いが垣間見える信頼関係を築くきっかけにもなります。

【チームで取り組む認知症ケアの醍醐味】

　検査者として、正確なスコアを測ることは最低限の職務です。それに加えて、検査場面で得られたコミュニケーション上の工夫や、低下した認知機能から想定される生活障害、語られた患者や家族の思いを、多職種で共有することが求められています。

　制限のある入院環境では、提供できるケアにもさまざまな制約があると思います。思いを共有するだけで、医療者間で何となく一体感がわいてくることもあります。実際にケアを担当する看護師と「あぁ、だからそうか！」と、行動のナゾを探偵のように探る。「では、こうしてみたら？」と工夫したことがうまくいく時こそ、チームで取り組む認知症ケアの醍醐味といえます。

⑫ 精神科／医師

「理解できていない」を前提に対応する

　中等度のアルツハイマー型認知症では、身体的不調で入院しても、いま自分がどこにいるのか、なぜ点滴などの処置を受けているのか、なぜ安静が必要なのか、など理解できず、説明されてもすぐ忘れてしまいます。医療的処置は不快なものが多く、痛みに耐えることや、理不尽な安静保持への協力が求められます。必要性を理解していても我慢できない患者もいるのに、「なぜそうしなければいけないのか？」を理解していない状況で、医療的処置に協力するのは困難です。

　身体的治療が優先される場合に、患者の受け入れない処置や検査を施行しなければならない場面はありますが、常に代替手段を検討すべきです。繰り返しの説明や、親身となった温かい態度、説得するのではなく安心を与えるような声かけを行えば、認知症のため十分に理解できていなくても、多くの方は処置に協力できます。中等度アルツハイマー型認知症と診断された男性（83歳）で、せん妄や誤嚥性肺炎、慢性心不全の急性増悪が見られた症例で、そのことを見ていきます。

【精神科転科までの経過】

　患者は、4年前にアルツハイマー型認知症と診断され（現在、中等度）、介護保険サービスを利用しながら、妻と自宅生活を送っていました。誤嚥性肺炎、および慢性心不全の急性増悪にて、内科病棟に緊急入院しました。

　入院後、禁飲食となり、点滴による補液開始となりました。尿道留置カテーテル留置、心電図およびSpO_2モニターが装着されました。状況認識不良で、安静を保てず、モニターを外すことが頻回あり、点滴抜去もあったために、上肢および胴抑制が開始されました。

全身状態が改善してくると落ち着かなさが悪化し、「助けてー」と大声で叫び、処置にも拒否的で暴力的になるため、リスペリドンの内服を開始しました。

　夜間は断眠、日中もうとうとする状態で、半覚醒状態での大声が改善しないため、不穏時頓用として抗精神病薬の追加投与が続きました。経口摂取の許可が出ても食が進まず、補液が継続されました。肺炎は治癒、慢性心不全も軽快傾向でしたが、せん妄状態が持続するため、精神科病棟に転科転棟となりました。

【精神科への転科転棟時の問題点と対応】

　転科転棟時には、表のような問題が見られたため、次のような対応を行いました。

表　転科転棟時の問題点
- 認知症による状況認識不良
- せん妄状態による、睡眠リズム障害や大声
- 大声を抑えるための抗精神病薬による過鎮静
- 経口摂取不良のため24時間持続点滴継続
- 覚醒状態の不良や拒否のため経口投薬が安定しないので投薬のための静脈ルート確保が必要
- インアウトバランスを見るための尿道留置カテーテル留置
- 全身状態の軽快後のモニター類装着継続
- ルート・モニターの維持および転倒予防のための身体抑制

　漫然と続いていたモニター装着は中止し、補液は必要最低限とし、夜間の点滴は中止、日中見守りの可能な時間帯のみの施行としました。また、尿道留置カテーテルを抜去し、ポータブルトイレ使用による尿量測定、およびオムツカウントでインアウトバランスをみることにしました。これで上肢抑制を解除することができ、見守りとセンサーの利用で胴抑制も解除しました。日中はなるべく離床を勧め、デイルームで過ごしてもらい、患者が一人でベッドに横になる時間を減らしました。

　このような対応と服薬調整で、1週間ほどで、せん妄は改善し、認知症による状況認識の不良は同様でしたが、穏やかに過ごせるようになりました。

　本症例では、ルート抜去やモニター外しを防ぐため抑制が早々に行われましたが、点滴の時間帯を工夫したり、尿道留置カテーテルを留置しないでみたり、などしてもよかったかもしれません。モニターは外されるたびにつければよいし、外しにくいつけ方（本人が気にしないでいられるつけ方）など工夫の余地があったと思います。医師の指示は、理解力があり医療的処置に協力できる前提で出されることが多いのですが、認知症の患者では「理解できない結果、医療者の期待する治療への協力が得られない」可能性を前提に対応を考えていく必要があります。

Section 2　各病棟での認知症ケアの実践

実践の知恵

⑬ 精神科病棟／看護師

患者のやりたいことを中心に、治療やケアを調整する

　筆者は、看護師歴8年目ですが、精神科勤務は1年目で、認知症ケアに関しては新米看護師です。入院患者の平均在院日数が短縮するなか、以前の病棟では、患者の生命第一と思い、治療に協力を得られない場合は、患者を抑制することも仕方ないという感覚でいました。ここでは、他科から精神科に異動した経験から見えてきたことを記します。

【「ではやめましょう」は当たり前のこと】

　精神科に勤務する以前から、認知症の患者のケアにかかわると、「この人は本当に治療を受けたい、病院にいたいと思っているのか？」と感じていました。レストランでも遊園地でも、私たちが帰りたいと思えば、いつでも帰ることができます。でも病院は違います。「病院も、好きなときに帰ることができる、そのような場所になればいいな」と思っていました。

　一方で、「もう少し病院にいて、点滴が投与できたら、苦しさや痛みが軽減されるかもしれないのに」と思うこともありました。2つの相反する思いを抱え異動したのが、精神科病棟です。異動したときから驚きの連続でした。

看護師A「先生、○○さん、薬飲みたくないようです」
医師B　「そうですか、ではやめましょう」
看護師C「点滴は嫌、今日は検査も受けたくないって。どうしましょう？」
医師D　「そうですか、仕方ないです。中止にしましょう」

　看護師が怠けているわけではありません。医師に報告するまでに、看護師は、ケアの必要性がどうにか伝わらないかと患者に何度も説明し、安心できるように

そばに付き添っていました。でも、それでも嫌だと言われたとき、それ以上強制しません。医師も同じ気持ちで、指示を変更します。

　嫌だと言われたらやめる。考えてみれば、本当に当たり前のことです。

　食事もリハビリテーションも投薬も点滴も、治療だから当然と思われることでも患者が嫌ならやめます。そしてほかの方法で代用できないか、医師、看護師はもちろんのこと、臨床心理士、薬剤師、栄養士、ソーシャルワーカーとともに、頭を抱えながらも前向きに話し合います。精神科病棟では、極端に言えば、患者は好きなことを言い、したいことをしています。でも不思議なことに1週間ほどすると、穏やかになる方をたくさん見てきました。そのような方は、徐々にケアに協力的になります。

【自分が「嫌」なことは、患者も嫌だと考える】

　誰だって、「嫌だ」と言っても聞いてもらえなければ、気分が悪くなります。具合が悪くなるかもしれません。しかし、認知症の患者が病院で過ごす日常では、気分の悪いこと（たとえば検査など）をされることが、しばしばあります。よく見えない、聞こえない、そもそも意味がわからないとき、「嫌です」と拒否しても、「それはダメです」と言われつづけるのは、とても苦痛なことだと思います。

　患者の苦痛を減らすためには、"当たり前の環境"を提供する必要があります。好きなときに歩き、眠り、小腹が空いたらお菓子を食べ、嫌なことは極力しないでいられるためにはどうすればよいかチームで考えて、ケアの方法を検討します。それらが実現されれば段々と居心地がよくなり、気分がよくなります。

　当たり前のことでも、徹底して繰り返すと効果は大きいと感じます。そしてそれが、患者のいちばんの願い、「帰りたい」を一日でも早くかなえることにつながります。このアプローチには、看護師にとってもいいことがあります。嫌がる人にケアを無理強いしたいと思う看護師はいません。そうせざるを得ない場面が多いから、ストレスがたまります。でも、嫌ならしなくていいのです。その代わりを探す手伝いを一生懸命にします。このような環境で働く私は、以前よりストレスが軽減されました。じゃあ何ができるかな、と常に次を考える私の気分は前向きです。可能な限り居心地のよい環境をつくりながら、「帰りたい」と言われたら、「いま一生懸命にその準備をしています」と患者に言えるようになりました。

Section 2　各病棟での認知症ケアの実践

実践の知恵

⑭ 緩和ケア内科／医師

認知症の人の苦痛を正しく評価する

「緩和ケアは苦痛を和らげ、その方が望む過ごし方をかなえるための取り組み」です。ですから、本書の各章で取り組まれている内容のすべてが、実は「緩和ケア」ということができます[16]。ここでは「（がんを患ってる）認知症の患者の身体症状の緩和（ケア）」のなかで、病棟で遭遇することの多い、"痛み"、"呼吸苦（呼吸困難）"の評価の仕方について紹介したいと思います。

【認知症の人の苦痛を評価することの難しさ】

　ケアを考えていくうえで、重要なのが評価です。正しい評価ができなければ、適切な症状緩和はできません。

　認知症の患者の苦痛は、どのように評価したらよいのでしょうか。痛みや呼吸苦は、そもそも本人にしかわからない自覚的な症状です。しかし認知症の患者は、自分の身体に起こっていることを認識したり、表現するのが難しかったり、忘れてしまうことがあり、それが認知症の患者の評価を困難にしています。

　大きな苦痛は、認知機能や落ち着きを損なわせ、さらにコミュニケーションを難しくするという負のスパイラルを招きます。苦痛の増悪が、混乱や興奮というかたちで表れることは、しばしば経験されます[17]。

　患者のそのような姿を見て、家族は認知症が進んだと心配されますが、痛みや呼吸苦を評価し、適切に和らげることで穏やかさを取り戻せることもあります。

1　中等度認知症の患者の苦痛評価

　苦痛の評価は自覚的なものです。見当識障害や実行障害が目立っても失行には

至らない時期の中等度の認知症の患者では、自覚的な苦痛評価ができることが多いので、答えを引きだせるように、できるだけ質問を単純にして尋ねます。

苦痛の探索はオープンクエスチョンが基本ですが、状況に合わせてクローズドクエスチョンにしましょう。

たとえば「この方のいちばんの苦痛は背中の痛みだろうな」と病歴や検査・画像から予測を立てたうえで、極めてシンプルに「痛みますか？」「背中が痛いですか？」などと問いかけます。このとき、患者を驚かさないように、正面からゆっくりと同じ目線の高さで視線を合わせ、聴き取りやすい声と速さで尋ねます。

一般的な数字評価スケール（NRS：Numerical Rating Scale）（115ページ図参照）や視覚的アナログ評価スケール（VAS：Visual Analogue Scale）で苦痛の程度を尋ねることが難しく、フェイススケールも使えない方では、「すごーく痛みますか？」など感情を込めて、身振りを交えて尋ねてみます。

② 重度認知症の患者の苦痛評価

言葉によるコミュニケーションが困難となり、排泄などの基本的な日常生活動作（ADL）が損なわれてきている重度の時期の患者に対する苦痛の評価は、他覚的評価となります。落ち着いた環境や安心感を与える接し方を心がけても、強い苦痛があるときは、診察行為やケアそのものが理解できない苦痛を与える"怖い体験"となります。病歴や経過をきちんと把握し、検査値、画像から痛みのありかと程度を予想することが大切です。

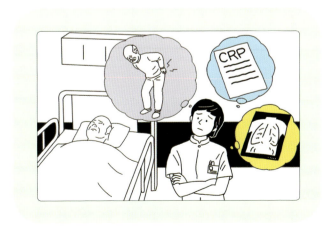

そのうえで重度認知症者の疼痛評価（PAINAD：Pain Assessment in Advanced Dementia）（表）などの非言語的な苦痛の評価ツールを使用します[18]。

　PAINADは、顔の表情や声、身体の緊張、呼吸苦、声かけへの反応などを、スコアリングして、苦痛を他覚的に評価するものです。観察者や観察時間による変動も念頭に置いて、チームで苦痛の評価を共有するツールとして利用できます。

【日常のケアでの観察が重要】

　これらの他覚的な所見は特別なものではなく、日常のケア時に観察しているポイントです。評価のために評価するのではなく、むしろ保清などのケアの場面でこれらの項目を頭のなかに留め置いて、観察しましょう。

　安眠や保清・排泄など、生きていくために欠かせないケアを苦痛なく受けられることは、とても大切なことです。最低限これらのケアが苦痛なく受けられるようにすることは、患者がどのような状態だとしてもケアする者の責務だと思います。ケアを通して「あなたを大切にしています、あなたは大切です」というメッセージを届けたいものです。落ち着きをなくし向精神病薬の増量や変更が続くときも、痛みや呼吸苦の増悪がないか、心に留め置いてください。

　がん終末期では、せん妄の増悪は身体症状（臓器不全）の増悪で起こることが多いのですが、同時にしばしば痛みや呼吸苦のコントロールが不足となり、臓器不全と相まってせん妄を助長させます。いちばん近くでケアをしているあなたの気づきが苦痛を和らげてくれるのです。

表　重度認知症者の疼痛評価（PAINAD）[19]

スコア 観察ポイント	0	1	2	スコア
呼吸の仕方	正常	ときおり努力様呼吸をする 一時的な過呼吸がある	努力様呼吸が続く 長い時間過呼吸が続く チェーン・ストークス呼吸	☐
声出し・泣き声	なし	ときおり呻く 小声でぶつぶつつぶやく	大声で繰り返し呼ぶ 大声で呻き 苦しむ、泣く	☐
表情	笑顔または無表情	悲しみ、怯え、眉間のしわ	顔を歪める	☐
身体の様子	リラックスしている	緊張している 落ち着かない様子 そわそわ、もじもじ	固まっている 手を固く握り締める 膝を曲げ丸まっている 引っ張ったり払いのける 殴りかかる	☐
なだめやすさ	穏やか	言葉かけやタッチングで穏やかになる	なだめたり、気を外らせたり、安心させられない	☐
			スコア合計	☐

■ 使い方

- 入浴や移動など活動しているときの様子を3〜5分間観察します。

- PAINADの各項目について現在の患者の行動から0〜2と選び、それぞれのスコアの合計を求めます。

- スコアの合計が痛みの絶対的な強さを表しているのではありませんが、高い値は強い痛みがあることを示します。またスコアの変化を観ることでたとえば治療やケアによる痛みの推移を評価します。スコアの上昇は痛みの増悪を示し、スコアの低下は痛みの軽減を表します。

Section 2　各病棟での認知症ケアの実践

実践の知恵

⑮ **緩和ケア内科病棟／看護師**

生きる医療から緩和ケアとしての看取りへのシフトチェンジ

　緩和ケアチームは、たとえ患者に認知症があっても、身体と気持ちのつらさを和らげて、入院生活をできるだけ安楽に過ごせるようにサポートしています。対象は、院内の患者や家族、医療スタッフのサポートまでを含みます。

　筆者は高齢者急性期病院に勤務していますが、一般病棟では、疾患から回復させるような高度医療を患者に提供しています。一方で、高齢者の特徴として、もともとの体力が低下し、恒常性の低下もあり、救命されたとしても、元の生活に戻ることができない患者も少なくありません。疾患からの回復を期待しながら、闘病の末、最期を迎える方もいます。このように元の生活に戻れない、看取られる患者や、患者を支える家族に対する緩和ケアについて、実際の症例を通して考えさせられたことを紹介します。

【闘病の末、最期を迎える患者を前に看護師として考えたこと】

　Aさんは、肺がんからの多発骨転移と多発脳梗塞を患う80歳代の男性です。緩和目的の放射線治療以外の積極的治療は望んでいないため、BSC（Best Supportive Care）[20]をケア方針として進めました。疼痛緩和と緩和ケア病棟紹介を目的に、緩和ケアチーム介入依頼を受けました。

　入院後のAさんの経過は、入院数日後、急激に意識レベルが低下し、逝去されたというものでした。急変から時間ごとに身体症状が変化し、SpO_2や血圧が低下するAさんを、医療スタッフが囲むなか、酸素マスクへ変更し、ショック体位にベッドを倒し、治療が施されるなかで、最期を迎えられました。そのとき家族は、部屋の隅にいる状態でした。

このときケアにかかわる看護師として感じことは、次のようなことです。

- 患者や家族が望んでいる医療は、1分1秒でも長く生きることも大切だが、それ以上に苦痛が少なく、心地よく過ごせることではないのか
- 看取り期にある患者や家族に必要なことは、医療行為よりも家族が看送る環境を整えるケアではないのか
- 医療者は、命が尽きようとしている患者に、医療行為を提供しなければならないという義務感をもってしまっていないか

【緩和ケアの目的を緩やかにシフトチェンジする】

　高齢者急性期病院には、認知症のある患者も数多く来院します。そして、そのほとんどは、身体的な疾患治療を目的とした入院です。

　しかし、同時に医療者は、治療の経過のなかで、治療の延長線上にある「死」の備えも含めて、サポートする責任があると考えます。

　患者や家族への病状説明では、治療の過程で心肺蘇生を行うか否かを確認しますが、心肺蘇生を行わない先に、どのようなケアを提供するかについては触れられません。

　心肺蘇生をしない場合は、看取りがゴール（目標）になることもあります。看取りがゴールとなった場合は、患者や家族の希望に沿って、酸素投与など医療行為を提供しない代わりに、看護師を中心にどのようなケアで旅立ちをサポートするかを説明することができれば、患者・家族の望む緩和ケアが提供されやすくなるのではないでしょうか。

　緩和ケアは、治療ができなくなってから提供されるものではなく、治療しながら症状を和らげる目的で導入することができます。認知症高齢者の急性期医療における緩和ケアでは、治療中から目標を緩やかに変化させ、「生きる医療」だけでなく、「緩和ケアとしての看取り」も含めて、早期から患者・家族と医療者が一緒に考えながら、シフトチェンジすることが必要だと思います。

Chapter 4 Section 3 病棟スタッフの葛藤と心理的な疲弊への対策

1 疲弊の現状

> **ケアのポイント**
>
> ● 認知症のある高齢者は、慣れない環境下にあると状況を理解できず、混乱や不穏を生じやすい。
>
> ● 患者の自由意思を尊重すると必要な治療や看護が完遂できないというパラドックスが、スタッフの疲弊につながりやすい。
>
> ● 身体抑制や薬剤での鎮静によって、症状が悪化すると、本人との関係だけでなく、家族やほかのスタッフなどとの関係が疲弊を深める場合がある。

強制的なケアは、ケアする側にもストレスとなる

　身体合併症あるいは認知症そのものの治療で、入院を余儀なくされた認知症の患者が、慣れない環境下で混乱し、不穏を生じることは少なくありません。服薬をはじめ、点滴や吸引などの治療行為だけでなく、衛生管理上重要な入浴・食事・排泄・口腔ケアなどの直接的ケアを、本人が望むと望まないとにかかわらず、半ば強制的に行わざるを得ないことは、ケアにかかわるスタッフにとって大きなストレスとなります。

　一方、患者にとって、病院という非日常場面では、そばに家族もおらず、頼れる相手はスタッフだけです。患者の訴えがスタッフに正確に伝わらなかったり、逆に、スタッフが懸命に説明したつもりでも、本人になかなか理解されなかったり、忘れられることもあり、こうしたすれ違いが、患者とスタッフの間の信頼関係の構築を困難にします。

　このような不安な状況下で、自分のためとすぐには理解しがたいケアや治療行為をされるときの、本人の混乱や恐怖は、説明するまでもありません。本人が、やむを得ず自己防衛として必死に行った抵抗は、スタッフから見れば行動・心理

症状（BPSD）以外の何物でもなく、治療同意能力が不十分と見なされる代表的な行為です。結果、患者はさらに大勢のスタッフに囲まれて処置され、それが新たなBPSDを生むという悪循環に陥ります。とくに暴言・暴力、易怒性は、スタッフを疲弊させる大きな要因です。

　それ以外にも、ルート類の自己抜去も、治療同意能力が不十分と見なされる行為です。本人の立場から見れば、眠りから目覚めたとき、ふと違和感や痒み、痛みを感じて、自分の身体に目をやると見慣れぬルート類がついており、気になって触っているうちに抜けてしまうということなのでしょう。これについても、ルートの重要度や緊急度によっては、「身体拘束の例外3原則」を考慮したうえで、やむを得ず抑制となり、悪循環を招く場合があります。ほかにも転倒予防のための拘束など、挙げればきりがありません。多くのスタッフは、本人が悪意をもって自己抜去や抵抗をしているわけではないと知りながら、安全のためやむを得ず身体抑制や薬剤による鎮静を実施しています。

身体拘束の例外3原則
- 切迫性
- 非代替性
- 一時性

　その結果、本人がいかに不本意な思いを抱き、傷つき体験となり得るかもスタッフはよく理解しており、本人にとってよいケアとは何なのか悩みを深めることになります。このように患者の自由意思を尊重すると必要な治療や看護が完遂できないというパラドックスも、スタッフの疲弊につながります。

医療現場のさまざまな関係性が疲労を深める

　医療現場において受け持ちスタッフには、患者本人とだけでなく、その家族やその他のスタッフなどとのさまざまな関係性が存在します。人員が十分とはいえない多忙を極める医療現場において、やむを得ない鎮静で症状が悪化したうえ、さらにこれらの関係者から理解を得られにくいことは、疲弊を深める原因となります。「これ（抑制帯）をとってほしい」「帰りたい」などの頻回なナースコールや訴えに応えきれないという不全感から身を守るために、いつしか患者のつらさを直視できなくなり、そのストレスが心に澱のようにたまっていくこともあります。

　ストレスの原因をすべて取り去ることは難しいですが、スタッフどうしの支え合いが重要であり、これについては、次項で取り上げます。

Chapter 4 Section 3 病棟スタッフの葛藤と心理的な疲弊への対策

❷ スタッフの心理的負担の軽減

> **ケアのポイント**
>
> ● 認知症についての理解を深め、患者への適切な対応法を学ぶ。
>
> ● 自分やほかのスタッフが孤立しないように、チームで支え合う雰囲気をつくる。
>
> ● ケア場面で生じやすい怒りやイライラをコントロールする方法や、ストレスのセルフケアの方法を学ぶ。

情報と情緒の両面からサポートする

　スタッフの心理的な負担を軽減するための方法として、患者本人・家族への支援と同様に、情報的サポートと情緒的サポートがあります。その両方が満たされていることが重要です。

1 情報的サポート

　認知症と聞くと、本人からの協力が得られにくいとか、不穏や混乱状態に陥りやすいなど、治療やケアに困難をきたすイメージを抱く人も少なくありません。

　しかし、院内勉強会や院内研修などのかたちで、認知症についての知識を学ぶ場を設けることで、院内のスタッフも、認知症の本人が入院環境をどのように体験しているのかを学び、適切な対応法を検討できるようになります。

　このように認知症について正確な知識を身につけることは、適切なケアを行ううえでの礎となります。知識を活かした成功体験が、さらに理解を深め、適切なケアにつながります。

2 情緒的サポート

　病棟でのケアにおいて、スタッフが孤立感や不公平感をもちつづけると、心理的負担が高じて、うつ状態に移行しやすいといわれています。

　現場でも、経験的にそのことがよく知られているため、対応に苦慮する患者の担当者が特定のスタッフに偏らないように配慮したり、多職種を含むほかのスタッフがさりげなくサポートし合うよう努めています。

　何より大切なのは、スタッフがそのときどきに生じる負担感を気軽に相談し合える雰囲気づくりです。たとえば、勤務交替の引き継ぎ時やミーティングのときはもちろんですが、実際に、あるスタッフが患者の対応に難渋しているのを見かけたら、ほかのスタッフも入って一緒にケアをすることで、自然に苦労を共有したり、相談できる雰囲気が生じます。仮にその場で解決できなくても、こういった一つひとつのやり取りの積み重ねが、スタッフの間に、病棟内で互いに支えられているという信頼感や安心感を醸成します。

　このように特定のスタッフが、自分ばかりが大変という不公平感や、自分だけで何とかしなくてはならないという孤立感を抱いていないか声をかけ合うこと、そして、ほかのスタッフと悩みを共有し、大変なことは一人で抱え込まず、チーム全体のこととして考える体制をつくることが、心理的な負担を深めない第一歩です。

セルフケアの重要性

　最後に、スタッフも職業人である前に、自身の人生を生きる一人の人間です。仕事とプライベートを両立するためには、精神衛生を良好に保つためのセルフケアが重要です。

1 アンガーマネージメント

　認知症の高齢者へのケアとは、日々、ままならなさと向き合うことでもあり、スタッフであっても、ときとしてイライラや怒りが沸き起こるのは当然のことです。怒りの感情が生じたことを素直に認め、怒りに上手に付き合うためには、アンガーマネージメントの技法が有用です。

たとえば表に示したように、「怒りの強さを点数化する」「6までの数字を頭のなかで数えてみる」あるいは「その場に支障のない理由をつけて、その場からそっと離れる」などの例が挙げられます。ポイントは、自分と相手、そしてモノを傷つけないように、まずは怒りをやり過ごすことです。こうした方法によって、怒りに身を任せず、冷静に対応できるようになるでしょう。

表　アンガーマネージメントの例[21]

手法	進め方	目的
怒りの強さを点数化する	●自分が感じている怒りの強さを、10点中、何点か数値化してメモをとる ●天気予報の気温を日常生活の目安にするように、怒りも点数に置き換える	●怒りの予防的な訓練として行う ●イラッとくるたびに、怒りの点数0〜10をつけることを日常的に行っていくと、自分の怒りのパターンを知ることができ、冷静な対応がとれるようになる
頭のなかで数字を数える	●6までの数字を頭のなかで数えてみる	●6秒といわれる怒りのピークをやり過ごす ●売り言葉に買い言葉を予防する
イライラした出来事を書く	●手のひらや太ももあるいは手帳にイライラした出来事を書く	●怒りのピークをやり過ごす。そのため、やり方にこだわる必要はない
深呼吸を3回する	●4秒吸って、6秒で吐ききる深呼吸を行う	●気持ちを落ち着かせる
その場から離れる	●トイレなど、その場に支障のない理由をつけて、イライラの元や対象からそっと離れる	●相手に怒りをぶつけないようにする

2 ストレス解消法

怒りへの対処法を知っておくと同時に、日々のストレスの解消法を自分なりにたくさんもっておくことも重要です。これらの方法は、自分の好みに従って選んだほうが効果的なのは言うまでもありません。

一般にストレス解消法のうち、ドキドキするなど身体に表れるストレスには、ストレッチなどの気持ちを落ち着かせる方法が有効だといわれます。

一方、落ち込みなど心に表れるストレスには、カラオケで元気に歌うなど、気分が盛り上がる方法が有効といわれます。
　これらがどの程度ストレス軽減に役立ったのか振り返り、以降に活かすことも重要です。

　仕事上での失敗など、ネガティブで強い感情を伴う出来事は、頭の中で反芻してしまい、それが新たなストレスになるという悪循環を生じます。
　落ち込みなどの自分の心理状態とは関係なく、私たちには新しい業務が次々待っています。反省すべき点は反省し、その後は落ち込みを長く引きずらず、切り替えることが重要です。こういったセルフケアとしては、いま注目されているマインドフルネス（呼吸法による瞑想）などの方法も、とても有用です。

　個々のスタッフが正確な知識を礎とし、またセルフケアを行い、さらにスタッフどうしが互いを支え合うことで、心理的な負担が少しでも軽減されることが期待されます。

引用文献
1) 社会福祉法人緑山会悠久の里（2014）「認知症高齢者の心に寄り添うケア～ナースコールは寂しさを伝える唯一の方法～」『第2回全国特定施設事業者協議会事例研究発表会大会発表番号8』
2) Kortebein P, Ferrando A, Lombeida J, Wolfe R, and Evans WJ. (2007), "Effect of 10 days of bed rest on skeletal muscle in healthy older adults", JAMA 297: 1772-1774
3) Fisher SR, Kuo YF, Sharma G, Raji MA, Kumar A, Goodwin JS, Ostir GV, and Ottenbacher KJ. (2013), "Mobility after hospital discharge as a marker for 30-day readmission", J Geronlol A Biol Sci Med Sci 68: 805-810
4) 上村大輔，西川由花，桂原ゆかり，安藤可奈，伊東美緒（2017）「高齢者が認識しやすいピクトグラムを用いて安静度別リハビリプログラムを提示した効果：急性期病院におけるADL早期改善の取り組み」『日本老年看護学会　第22回学術集会抄録集』
5) 本田美和子，イヴ・ジネスト，ロゼット・マレスコッティ（2014）『ユマニチュード入門』医学書院，p94-113
6) 2004年の診療報酬改定で医療保護入院等診察料（1入院につき300点）の加算が新設され、診療料算定の施設基準として、行動制限最小化委員会の設置が義務づけられた。
7) Chanques G, Viel E, Constantin JM, et al. (2010), "The measurement of pain in intensive care unit: comparison of 5 self-report intensity scales", Pain 151: 711-721
8) Barr J, Fraser GL, Puntillo K, et al. (2013), "American College of Critical Care Medicine. Clinical practice guidelines for the management of pain, agitation, and delirium in adult patients in the intensive care unit", Crit Care Med 41: 263-306
9) Tsuruta R, Fujimoto K, Shintani A, et al. (2002)「ICUのためのせん妄評価法（CAM-ICU）トレーニング・マニュアル」[cited 2014 Jan 15]
10) せん妄は、一時的に脳機能が低下することで起こる、急性の可逆的な意識障害で、無気力、無関心、無表情、不活発、傾眠、動作緩慢のような症状が現れるタイプのせん妄を「低活動型せん妄」という。精神運動興奮や徘徊、易刺激性などがみられる「活動型せん妄」と比べて、見落とされやすいため、注意が必要である。
11) 患者に空嚥下を繰り返してもらい、嚥下能力を評価するスクリーニング法。30秒間に3回以上、空嚥下ができれば良好、2回以下であれば不良とする。
12) 3mlの冷水を口腔内に入れて嚥下してもらい、むせや呼吸の変化の有無を評価するスクリーニング法。五段階で評価する。
13) 高齢者糖尿病の治療向上のための日本糖尿病学会と日本老年医学会の合同委員会「高齢者糖尿病の血糖コントロール目標」http://www.jds.or.jp/modules/important/index.php?page=article&storyid=66 【アクセス　2017/6/1】
14) 杉本知子ら（2014）「糖尿病看護の高度実践者による高齢者への糖尿病教育プログラム実施上の影響要因と工夫―成人との比較―」『日本看護科学会誌』34, 113-122
15) HDS-Rでは30点満点中20点以下、MMSEでは30点満点中23点以下で"認知症疑い"とされることが多い。両検査とも15分程度で施行可能だが、検査項目には若干の差異もあるため、点数だけでなく、どの機能が低下しているかに注視する必要がある。（辻省次編著（2012）『アクチュアル　脳・神経疾患の臨床　認知症：神経心理学的アプローチ』中山書店，付録(1)「社会心理学的検査」）
16) 「緩和ケア.net」HP　http://www.kanwacare.net/press/ 【アクセス　2017/6/1】
17) Sampson EL, et al. (2015), "Pain, agitation, and behavioral problems in people with dementia admitted to general hospital wards: a longitudinal cohort study", Pain 156: 675-683
18) Warden V, et al. (2003), "Development and psychometric evaluation of the pain assessment in advanced dementia (PAINAD) scale", Journal of the American Medical Directors Association 4: 9-15
19) Ibid.
20) 効果的な治療方法がないため、症状を和らげる治療に専念するケア方針のこと。
21) 一般社団法人日本アンガーマネジメント協会HP 「怒りの対処術を学ぼう　イラッときたらこれ！」(https://www.angermanagement.co.jp/outline/blog/7066) およびアンガーマネジメントキッズワークブックより抜粋・追記

Chapter 5

退院が決定してからの支援

Section 1 退院後の受け入れ先との関係づくり
急性期病院の病棟看護師と、外部の福祉系施設などの受け入れ先との関係性における課題を明らかにし、それを解決することの必要性を解説します。

Section 2 退院先別の支援
患者の退院先(自宅、施設、転院)ごとに、検討すべきことや、外部の受け入れ先との関係調整のポイントを解説します。

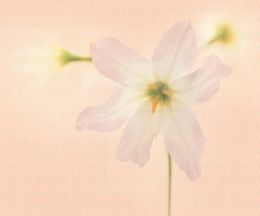

Chapter 5　Section 1　退院後の受け入れ先との関係づくり

① 退院後の受け入れ先との調整

> **ケアのポイント**
> - 早期退院には、退院後の生活を想定したかかわりが重要である。
> - 病棟看護師は、外部機関や自宅を訪問したスタッフから、患者の具体的な生活状況を聞き、情報共有する機会をつくる。

急性期病院と地域との連携の現状

　近年、急性期病院も地域包括ケアシステムの一部としてとらえられ、病院での看護の質が、その後の在宅復帰率および在宅での生活に影響を及ぼすと考えられるようになりました[1]。認知症の患者が身体疾患の治療のために入院することが増え、ケアを担当する病棟看護師が、他組織や地域の多職種スタッフと連携をとる必要が高まっています。

　しかし実際には、急性期病院の病棟スタッフが外部の福祉系施設と連携をとることは難しく、医療ソーシャルワーカー（MSW）や退院調整看護師が、病棟で情報収集や情報交換をして、受け入れ先の施設と退院調整を進めているのが現状です。

　また急性期病院では、必要があれば地域包括ケア病棟を設置し、通常よりも長期に認められる入院期間のなかで丁寧に退院調整を行うことも求められていますが、こちらにも課題があるようです。地域包括ケア病棟に勤務して約1年になる看護師の経験を紹介します。

　多くの職種・組織で構成される地域の連携チームの会議に参加したとき、司会者から「今日は、なんと、○○病院様も参加してくださいます」と紹介され、周りのメンバーの丁寧すぎる対応からも、平等な立場にないことを実感したそうです。また、これまでの病棟では、役割分担上、外部機関に電話をする機会がなか

ったため、地域包括ケア病棟に異動して、ケアマネジャーにはじめて電話をかけるときに戸惑い、「病棟に勤めていると、こんなにも外部との接点がなかったのか」と感じたそうです。「医療と福祉の連携」が語られるようになって久しいですが、急性期病院と福祉系施設の間には、まだ大きな垣根があるようです。

病棟看護師と外部機関との連携の必要性

入院中の生活支援を行う病棟看護師は、地域での生活を支える外部機関と連携したり、自宅を訪問する機会がほとんどありません。そのため、高齢者の"退院後の生活を意識した支援"を行っているつもりでも、実際は"高齢者の退院後の生活"を、具体的にあるいは適切にイメージできていない可能性もあります。

急性期病院の退院調整看護師を対象に、退院支援で困難を感じることについて調べた調査でも、「高齢者に合った支援（在宅に向けた支援）が必要という意識が低い病棟看護師との連携」が挙げられました[2]。

こうした事態を打破し、入院中に"退院後の生活を意識した支援"につなげるためには、病棟看護師が、外部機関や自宅を訪問したスタッフと情報を共有することが求められます。合同カンファレンスなどの場を活用して、患者の自宅での生活を実際に見る機会がある専門職から、患者の具体的な生活状況などの情報を聞き、それを共有する必要があります。

多職種で構成される老年専門職チームの介入が、早期退院に有効であるという報告[3]があります。老年専門職チームのなかに、在宅や介護施設の状況に詳しい専門職がいると、退院後の生活を想定した具体的な調整が可能となり、退院支援が円滑にできると考えられます。

地域包括ケア病棟に勤務する看護師やMSWは、外部からの連絡を待つのではなく、自ら連絡をとって、勉強会や研修会などで人脈を広げる必要があります。そのような会に参加するメンバーはさまざまです。医学・医療用語を乱用せず、話しやすい雰囲気をつくりましょう。

Chapter 5 Section 2 　退院先別の支援

❶ 自宅へ退院する患者への支援

> **ケアのポイント**
>
> ● 退院先が自宅の場合は、日常生活動作（ADL）の状況、退院後の生活環境、家族の介護状況と理解度などの情報を集め、整理する。
>
> ● 支援の際には、介護保険サービス活用の可能性と介護施設との連携も視野に入れる。

自宅への退院を希望する患者への支援

　患者が自宅へ退院を希望する場合、退院後の早期再入院を避けるためにも、千差万別な家庭環境に合わせた退院支援が求められます。

　退院支援計画を考える際には、
①患者のADLの状況
②退院後の生活環境
③家族の状況と理解度
などの情報を集め、本人の希望・状況や、退院後の生活に対する家族の理解や不安、負担感などの点から整理して、退院支援策の提案につなげます。

1 患者のADLの状況

　退院までに治療は完了していたとしても、入院で衰えたADLが十分に改善していない場合が少なくありません。入院によって日常生活が分断され、自宅に戻ってもすぐには以前と同じような生活を送れない可能性があるという認識を、本人や家族と共有し、今後の生活のことを、ともに考えていきます。

　入院時にADLの評価やADLの評価も含めた高齢者総合機能評価を実施している

場合は、入院前に自宅で何ができて、何ができなかったのかを把握し、退院時におけるADLの低下の度合いを検討します。

入院時にADLの評価を実施していない場合は、家族から入院前の生活状況を細かく聞き取り、入院によるADLの低下の度合いを判断します。

② 退院後の生活環境

病院では病室からトイレ、病室から浴室に行くことはできたとしても、それは病院のフロアに段差や階段がないためで、自宅では同じことができない場合もあります。本人の生活スペースはどこなのか、そこから食卓やトイレまではどのくらい離れているか、その途中に段差や階段、あるいは手すりがあるかなどを確認し、場合によっては住宅の改修などの提案につなげます。

入院によって認知症の症状が悪化することもあるため、「トイレのドアを開けたままにしておくと、トイレと認識しやすい」などの、具体的な提案も必要です。

③ 家族の状況と理解度

介護する家族についても情報収集が必要です。退院した患者を四六時中見守ることができるか、仕事のため日中独居にならないか、服薬や食事の管理はこれまでどのようにしてきたか、本人の近くで家族が就寝しているか、などです。

本人が置かれてきた環境をよく理解し、想像したうえで、入院中の様子と照らし合わせながら、家族の介護に対する理解や、不安に思うことや負担感の内容を聞き取ります。そして、可能な限り患者本人の希望と家族の希望を考慮して、よいと思われる方法を選択できるよう支援します。

家族が認知症ケアについて、よくわかっていない、身近に相談相手がいない場合は、地域包括支援センター、自治体の介護相談窓口、あるいは自治体が開催する講演会や家族会などを紹介することも効果的です。医療者や介護の支援者などが一生懸命伝えようとしても伝わらない内容でも、家族会で先輩介護者から話を聞くとよく伝わるということがあります。当事者どうしの力をうまく活用することで、家族の介護負担や不安の軽減につなげます。

介護保険サービスの活用の可能性

　退院支援の計画を立てる際には、介護保険サービスの活用の可能性と介護保険施設との連携も考慮します。自宅で認知症の患者の生活を支えるためには、介護保険サービスの利用が必須です。要介護度認定がされるまで利用できる介護保険サービスの内容が決まらず、退院できない場合もあります。とくに入院前までは認知症があっても何とか生活を送ることができていた人の場合は、介護保険が未申請である可能性があり、注意が必要です。

　介護保険は、申請約1か月後に要介護度認定が下り、介護保険サービスの利用が可能になります。患者が介護保険を申請していない場合、できるだけ早い時期に介護保険の申請を勧める必要があります。

　介護保険サービスは、急ぐ場合は、特例として申請日から利用することができるため、要介護度が決まっていなくても、早急にケアマネジャーを見つけて暫定プランを立ててもらいましょう。

　ただしこのとき、制度上可能であっても、現実的にはそれほど簡単ではないことも理解しておくことも大切です。たとえば、暫定プランを立てる場合に、限度額いっぱいにサービスを導入することには、慎重であるべきです。申請時（入院時）の状況から、重めの介護度に見立ててサービスを導入したものの、予想に反して軽めの要介護度認定が出た場合、保険の上限額を超えた費用は、患者自身が実費負担することになり、トラブルになることもあるからです。そのようなトラブルを避けるため、暫定プランを嫌がる事業所もありますので、できるだけ早期の申請を心がけましょう。

介護保険施設との連携

　入院中の様子や今後の医学的な管理などの情報を、介護保険施設の職員と共有することはとても重要です。薬が1種類増えただけでも、場合によっては介護サービスを組み替える必要があります。

　可能であれば、入院中に家族やケアマネジャーなどに病院に来てもらい、退院前合同カンファレンスを開催するようにしましょう。いままでサービスの導入に消極的だった家族が、入院をきっかけに介護保険サービスの利用に踏みきるなど

の効果も期待できます。

病院での様子を、地域のサービス機関に伝えることも重要です。デイサービスでは対応に苦慮していた事例でも、病棟では問題なくケアできた場合もあります。もちろん、逆のパターンもあります。どのようなかかわりが有効なのか、地域で支援をする人たちと共有することが、患者が今後できるだけ長く在宅での生活を送られるようにするためのポイントです。

居宅療養管理指導サービスによるサポート

デイサービスなどの利用に患者が消極的で、訪問系サービスで何とか在宅生活を支えなければならないケースもあるかと思います。ホームヘルプ（訪問介護）や訪問看護で、介護保険の上限額を超えてしまいそうな場合は、居宅療養管理指導というサービスの利用を検討してください。

これは、通院することが困難な人を対象に、診療所・クリニックや薬局から、医師、薬剤師、栄養士などが自宅を訪問して、健康管理・指導を行うサービスです。このサービスの費用は、介護保険の上限額にカウントされないため、10割の実費負担が必要ですが、別の介護サービスを増やすより負担額が少なくなる場合があります。

さらに多職種がケアに介入することで、見えなかった問題が浮上してくる可能性もあります。

地域密着型サービスの利用上の注意点

最近では、小規模多機能型居宅介護や認知症対応型デイサービス（通所介護）、定期巡回型訪問介護などの地域密着型サービスを提供する事業所が増えており、認知症のある高齢者に対する手厚いサービスが活用できます。

そうしたサービスを利用するためにはケアマネジャーを変更しなければならない場合や、居住しているエリアによっては利用ができなかったり、費用面で高くなる場合があります。ケアマネジャーや地域包括支援センターと連携して、適切な情報提供をするようにしてください。

Chapter 5　Section 2　退院先別の支援

❷ 施設へ退院する患者への支援

> **ケアのポイント**
> - 入所を予定している施設のタイプと、患者の状態や希望とを照らし合わせ、退院先として適切か判断する。
> - 糖尿病などの内科疾患がある場合は、その施設で食事制限などの管理ができるかも見極める。

施設選びのポイント（条件や制限がある場合）

　患者が入院前に介護施設で生活し、そこに戻ることを希望している場合は、できるだけ早急に施設の職員に患者の状況を伝えて、どのような状態まで改善すれば施設に戻れるのかを確認します。継続的な医療行為が新たに必要になった場合は、元の施設に戻れなくなる場合があるためです。

　患者が退院先として、新しい施設を希望している場合は、希望する施設が、患者の状態に適しているか検討します（表）。

表　介護施設の条件・制限（例）

- **要介護度の条件**
  ※申し込みの時点で要介護度が決定している場合に申し込みができる。
  グループホーム　　　➡　要支援2以上
  介護老人保健施設　　➡　要介護1以上
  特別養護老人ホーム　➡　要介護3以上

- **医療の制限**
  介護老人保健施設・介護療養医療施設は、施設内で処方を受けるため、他院の受診や使える薬に制限がある場合が多い。

- **エリアの制限**
  地域密着型サービスであるグループホーム（認知症対応型共同生活介護）、地域密着型特定施設入居者生活介護などは、原則居住している自治体のみの利用。

主な施設の特徴・要件

① 介護老人保健施設

　原則、入居期間中にほかの医療機関を受診することができません。受診しても、病院が実施できる検査は限られており、それ以外の検査を実

施した場合の費用は病院の持ちだしになります。また、薬剤の費用は、抗悪性腫瘍剤を除いて、施設の持ちだしとなるため、現時点で内服している薬の種類・薬価や、インスリンの使用が必要といった場合は、入居を断られる場合があります。

　抗認知症薬（アリセプトなど）は、最近では持ちだしで使用している施設が増えつつあるようですが、比較的新しい薬であるため、薬価が高く、入居後に中止され処方されない場合もあります。抗認知症薬の効果で、患者の行動・心理症状（BPSD）が落ち着いている場合もあるため、入居後の治療環境を考慮して、適切な治療が行われる環境であるかを検討する必要があります。

2 グループホーム（認知症対応型共同生活介護）

　家庭的な環境や地域の方々との交流で認知機能の低下を緩やかにしたり、BPSDを予防する効果があるといわれています。地域密着型サービスであるため、特別な事情を除き、居住地域の自治体にある施設のみ利用ができます。

3 有料老人ホーム、サービス付き高齢者向け住宅

　近年では、有料老人ホームやサービス付き高齢者向け住宅が急激に増えています。有料老人ホームの場合は、住宅型と介護付きとがあり、自立度によって適切なほうを選択する必要があります。費用面では、一般に住宅型のほうが安く設定されていますが、サービスを利用するたびに費用が発生するため、結果的に介護付きと変わらない、もしくはそれ以上になる場合があります。

　サービス付き高齢者向け住宅は、提供しているサービス内容やスタッフ構成、料金設定に幅があります。入居する前にその患者に適した施設であるかを見極めることはなかなか難しいため、場合によっては仲介業者に相談するのも、一つの方法かもしれません。

　糖尿病などの内科疾患を有する場合は、有料老人ホームとサービス付き高齢者向け住宅のいずれも、糖尿病食の提供ができなかったり、またどこから菓子や飲み物が提供されるかまで管理しきれず、食事制限が難しくなるところもあります。このような患者の場合は、退院先として適切か、医療ソーシャルワーカーや退院支援看護師、主治医とよく検討してください。

Chapter 5 Section 2 退院先別の支援

③ 転院する患者への支援

> **ケアのポイント**
> - 転院先を検討する際には、転院の目的や入院期間、家族の病院へのアクセスのよさ、転院先で発生する費用などを確認する。

転院を検討する際のポイント

　患者や家族が別の病院（病棟）へ転院を希望した場合、急性期病院の短い在院日数のなかで、患者の条件に適した転院先を探さなければなりません。
　転院先を検討する際には、患者や家族に次の点を確認します。

1 転院の目的

　患者が何を目的に転院を希望しているかによって、転院先の病棟が異なります。また、長期の療養先を探すのか、今後の方針を決める仮の滞在場所とするのか、目的に見合った入院期間を考える必要があります。これらについては、目的別に後述します。

2 転院先へのアクセス

　家族がどのくらい面会に行きたいと考えているのかも、転院先の選定の一つの基準になります。長期に入院できる療養先でも、あまりにアクセスが悪ければ希望しないという場合や、頻回に面会に行くことはできないので、遠くてもかまわないという場合など、家族の面会に対する考え方を聞き取ります。

3 費用

転院先で発生する費用も重要です（図）。転院先の適応する保険が医療保険なのか、介護保険なのか、また、医療保険の場合は、国保なのか、後期高齢者医療なのか、負担割合は1割なのか2割なのか3割なのかを確認し、費用面で折り合いがつくのかどうかを考えます。

このとき、保険外実費分（オムツ代など）がどのくらいかかるのかを、候補として検討している病院に確認することも大切です。転院に伴い発生する費用の概略を押さえ、患者や家族に伝えます。

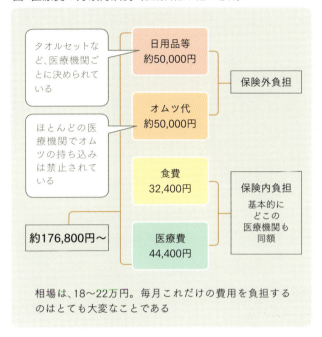

図 医療費の月額内訳例（後期高齢1割の場合）

相場は、18〜22万円。毎月これだけの費用を負担するのはとても大変なことである

目的に合わせた転院先の検討

1 リハビリテーションをして、自宅での生活を目指す場合

将来、自宅で生活するために、リハビリテーション（以下、リハビリ）を目的に転院する場合、まず思いつくのは回復期リハビリテーション病棟（病院）です。回復期リハビリテーション病棟は、脳血管疾患や骨折、廃用症候群などの患者が、90〜150日程度リハビリを行い、自宅退院を目指すことを目的としており、認知症があっても入院できます。

認知症の患者が転院する際のポイントは、「顕著な行動・心理症状（BPSD）がないこと」と、「リハビリの指示が理解できる」ことです。

転院にあたっては、入院中に行っていたリハビリの様子を、転院候補の病院に具体的に伝えることが大切です。また、将来の自宅退院を目指すために、家族が患者の在宅での生活について、どのように理解しているか、どの程度支援できる

かといったことも重要なポイントです。そのほか、原則として発症から2か月以内に転院しなければならない、また疾患ごとに入院期間の上限が決められているなどの条件があるため、候補病院と患者情報を詳細に交換しておくことがとても大切です。

条件が合わず回復期リハビリテーション病棟（病院）へ転院できない場合は、一般病棟や地域包括ケア病棟へ転院し、リハビリを行って在宅復帰を目指すルートもあります。ただし、これらの病棟では、病院によってはリハビリの頻度が少ない、入院期間の設定が異なるなど、今後の自宅への退院までの見立てと、提供されるケアの内容が一致しない場合があります。候補病院の特徴や方針をよく把握して、患者や家族の希望と照らし合わせて、適切な転院先かを検討する必要があります。主治医だけではなく、リハビリスタッフとも情報交換をしておくとよいでしょう。

2 内科疾患が重篤であるため療養先を探す場合

医療療養病床（医療療養型病院）への転院を検討する場合は、厚生労働省が定める医療区分とADL区分を理解することが大切です（表）。

医療療養病床（医療療養型病院）への転院が可能なのは、原則、医療区分2または3の医療処置等が必要な場合です。

また、医療区分とADL区分によって入院基本料が変わります。

認知症の有無は問われませんが、介護拒否などの顕著なBPSDが認められる場合は、医療療養病床（医療療養型病院）への転院は適していません。

逆に認知症があっても、全介助状態で、積極的な治療を望まない場合には、転院先の候補になります。

3 認知症の治療継続が必要な場合

認知症治療を目的に転院する場合、候補にあがるのが、精神科や、医療療養病棟（医療療養型病院）などで、認知症治療を標榜している医療施設です。これらの施設は、認知症に伴う精神症状や行動障害、強度の不安・興奮状態によって、自宅や施設などでの生活が困難になった患者を対象に、専門的な治療とケアを目的と

表　医療区分とADL区分[4]

● 医療区分（抜粋）

医療区分3	【疾患・状態】 スモン／医師および看護師により、常時監視・管理を実施している状態 【医療処置】 中心静脈栄養／24時間持続点滴／レスピレーター使用／ドレーン法・胸腹腔洗浄／発熱を伴う場合の気管切開、気管内挿管のケア／酸素療法／感染隔離室におけるケア
医療区分2	医療区分3に該当しない者のうち以下のいずれかの条件に該当する者 【疾患・状態】 筋ジストロフィー／多発性硬化症／筋萎縮性側索硬化症／パーキンソン病関連疾患／その他神経難病（スモンを除く）／神経難病以外の難病／脊髄損傷（四肢麻痺がみられる状態）／肺気腫・慢性閉塞性肺疾患（COPD）／疼痛コントロールが必要な悪性腫瘍／肺炎／尿路感染症／創感染／リハビリテーションが必要な疾患が発症してから30日以内／脱水／体内出血／頻回の嘔吐／褥瘡／うっ血性潰瘍／せん妄の兆候／うつ状態／暴行が毎日みられる状態 【医療処置】 透析／発熱または嘔吐を伴う場合の経管栄養／喀痰吸引（1日8回以上）／気管切開・気管内挿管のケア／頻回の血糖チェック／皮膚の潰瘍のケア／手術創のケア／創傷処置／足のケア
医療区分1	医療区分3、2に該当しない者

● ADL区分の算定

各項目について6段階で評価して、点数を合計し算定する

項　目	支援のレベル
ベッド上の可動性	
移　乗	
食　事	
トイレの使用	
（合計点）	

ADL得点	ADL得点
0～10	1
11～22	2
23～24	3

0	自立	手助け、準備、観察は不要または1～2回のみ
1	準備のみ	物や用具を患者の手に届く範囲に置くことが3回以上
2	観察	見守り、励まし、誘導が3回以上
3	部分的な援助	動作の大部分（50％以上）は自分でできるが四肢の動きを助けるなどの体重（身体）を支えない援助を3回以上
4	広範な援助	動作の大部分（50％以上）は自分でできるが体重を支える援助（たとえば、四肢や体幹の重みを支える）を3回以上
5	最大の援助	動作の一部（50％未満）しか自分でできず、体重を支える援助を3回以上
6	全面依存	まる3日間すべての面で他者が全面援助した（および本動作は一度もなかった場合）

しています。入院期間は、おおむね3か月程度としている場合が多いようです。

　認知症と診断されていること、BPSDなどの治療が必要な状態であることが、

入院の要件になります。これらの施設で治療を受け、在宅生活に向けて準備をしたり、介護施設等の長期的な療養先を探すことになります。

4 療養が必要な場合

　介護療養医療施設の一つに、老人性認知症疾患療養病棟があります。認知症に伴う徘徊や妄想、易怒性、不潔行為、異食などのBPSDのために、在宅で対応困難な要介護者に、療養上の管理、看護・医学的管理のもとでの介護などの世話、機能訓練などの医療を提供する施設です。

　名称に「施設」とありますが、運営主体のほとんどは医療法人で、病院のなかに療養病床として設けられている場合が少なくありません。

　医療療養病床と間違いやすいのですが、適応する保険が異なり、介護療養医療施設は介護保険の対象です。当面の間、医療スタッフによるケアが必要な場合は、選択肢の一つになるでしょう。

引用文献
1) 鈴木みずえ編集（2016）『急性期病院でのステップアップ認知症看護』日本看護協会出版会, p152-162
2) 原田かおる, 松田千登勢, 長畑多代（2014）「急性期病院の退院調整看護師が感じている高齢者の退院支援における困難」『老年看護学』18(2), 67-75
3) 亀井智子, 千吉良綾子, 正木治恵, 泉キヨ子, 松本佐知子, 島橋誠, 堀内ふき（2016）「認知症および認知機能低下者を含む高齢入院患者群への老年専門職チームによる介入の在院日数短縮等への有効性: システマティックレビューとメタアナリシス」『老年看護学』20(2), 23-35
4) 厚生労働省「診調組　慢-1（参考）23.6.2」

Chapter 6

急性期病院での終末期を見据えた認知症ケア

Section 1　終末期のケアの考え方
急性期病院で終末期を迎える患者に対して、看護師としてどのように考え、接するべきかを述べます。

Section 2　終末期における家族の立場
終末期を迎える患者の家族がどのような立場にあるのかを整理し、患者の入・退院時や看取り期に家族に対してどのようなケアが行えるのかを考えます。また、終末期を迎える患者と家族との関係調整の進め方についても解説します。

Section 3　遺族・スタッフに対するケア
遺族の心理を支えるグリーフケアのあり方と、患者の終末期にかかわったスタッフへのケアや、デスカンファレンスの進め方を解説します。

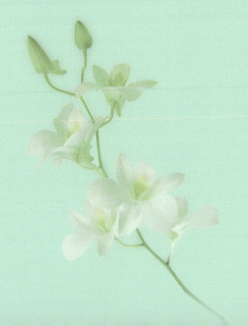

Chapter 6　Section 1　終末期のケアの考え方

❶ 終末期を見据えた認知症ケア

> **ケアのポイント**
>
> ● 身体機能の低下とその先に必ず来る
> 最期のときを見据えて、患者の想いをもとにケアを組み立てる。
>
> ● 患者が想いを表出できない場合は、
> 「苦痛」の有無を基準の一つと考える。

認知症の患者の最期への想いをもとにケアを組み立てる

　認知症の原因疾患は、いずれも進行性です。薬によってその進行を遅らせることはできても、止めることはできません。したがって、とくにほかの疾患の併発がなくても、認知症があれば、機能低下を前提にし、その先に死が来ることを予測しながらケアをする必要があります。

　人生の最期をよりよく過ごしてもらうためには、そのときが来たらどうしたいのか、どのような医療を受けたいのか、本人にあらかじめ聞いておくことが重要です。事前に時間をかけて、自分の最期を計画するプロセスを、「アドバンスケアプランニング」といいますが、将来の自分の生活を考えるときには、かかわる人からの支援が必要といわれています。

　認知症があっても、認知機能が保たれているうちに、最期にどうありたいかを考えてもらい、その希望に沿って終末期ケアを組み立てられることが理想です。しかし、事前に考えるという作業は、認知症があってもなくても困難を伴います。将来の死に向かうプロセスについては、できれば考えたくない人も少なくないでしょう。死は自分では統制できないことであり、ましてそこまでのプロセスについてどう過ごしたいかを言語化するには、想像できる知識が必要です。支援をす

る看護師には、この困難な作業を支えるための具体的な質問、たとえば、「どこで過ごしたいか？」「誰と過ごしたいか？」「何をしたいか？」を投げかけて、考える機会を提供する役割があります。提示された選択肢から選択したり、したくないことを答えたりすることのほうが答えやすいと言う人もいます。さまざまな角度からの問いに対する答えを集約して、その人らしい最期を送られる環境を考えるうえでの材料にすることができます。

急性期病院では、すでに終末期に入っていて、言語的なコミュニケーションがとれず、その人の想いを言葉で聞くことができない段階にある人にかかわることもあるでしょう。その場合は、よりよい終末期であるかを検討する基準として、「苦痛がないこと」に着目しましょう。苦痛には、身体的な痛みや息苦しさだけでなく、精神的・社会的・実存的な苦痛があります。死に向かう寂しさ、孤立感、喪失感、家族や友人からの疎外感、生きる意味が見いだせないなど、さまざまな側面から苦痛をとらえ、この苦痛を軽減するための方法を考えることができます。認知症があって言語的には表現できなくても、そのときの表情やこれまでの生活習慣から、苦痛を推測することはできます。

終末期における医療的介入の見直し

終末期には、医療的介入が苦痛を増す要因にもなり得ます。終末期における医療の判断は、「身体機能が緩やかに低下することを妨げない、早めることも長引かせることもしないこと」が基準となります。

近年は、終末期における治療の中止や差し控えについて言及する治療のガイドラインが増えてきました。認知症の患者の治療を継続するためには、ルートを抜かないように抑制したり、検査するために薬剤で鎮静化したりするより、認知症の人の"最期のとき"をより豊かにするという視点から、医療の要・不要を考える必要があるのです。

人は必ず最期を迎えます。終末期においては、死なせないための医療ではなく、いまを心地よく過ごせるための医療が求められるのです。そして、そのなかで、急性期病院の看護師には、その医療的介入が、患者にとって必要であるかどうか立ち止まって考え、問題提起をする役割が求められるといえます。

Chapter 6　Section 2　終末期における家族の立場

① 看取りを迎える家族の気持ちを理解する

> **ケアのポイント**
>
> ● 患者が寝たきりで食べられなくなり、治療や対応に対して選択を迫られる過程を通じて、家族のなかで患者の死が意識化される。
>
> ● 病院への搬送理由や背景は多岐にわたる。急性期病院での終末期の患者の受け入れをゼロにすることは難しく、家族の心理や立場を理解した対応が求められる。

認知症の患者の看取りの場

　認知症が進むと、身体機能は徐々に低下し、やがて寝たきりの状態に移行します。また、誤嚥性肺炎などの身体合併症を繰り返すようになります。寝たきり状態で食べられなくなったり、身体合併症が重症化し、治療や対応の選択を迫られる過程を通じて、家族のなかでそれまで漠然としていた患者の死が意識されます。

　一方で、看取りの場が自宅から病院に移ったことや、核家族化などの影響を受けて、自宅で家族を看取った経験のない世代が増えています。一度は「自宅で看取る」と決めた家族であっても、看取りが近づく患者の姿を見て、このまま本当に家で看取ることができるのだろうか、と不安が募るケースは少なくありません。認知症の患者の療養場所としては、大きく自宅と施設に分かれますが、ここでは、主に自宅で療養中の認知症の患者で、終末期に急性期病院に入院あるいはそのまま看取りとなる方の家族に焦点を当てて解説します。

看取りを前にして揺れる家族の心理や立場

　在宅看取りを行っている診療所や訪問看護ステーションでは、このような家族

の心理を考慮して、患者の症状の進行に合わせて、「今後予測される症状の変化（看取りのプロセス）」「終末期の栄養などの差し控え」「死亡前の症状と対処」「死期が迫った状態で救急搬送した場合のデメリット」などを家族に説明し、自宅での看取りをバックアップするよう努めています。

しかし、たとえ家族に適切な説明を行い、在宅看取りのバックアップ体制を整えたとしても、看取りが近づくなかで、心が揺れて、家族が入院を希望するようになる場合があります。また、デイサービスやショートステイなど、通所介護サービスを受けていた先で容体が急変して、病院に搬送されるケースもあります。自宅で、患者の苦しそうな姿を見て家族が動揺し、救急車を呼ぶこともあります。

終末期であっても、身体合併症の治療が妥当な場合は、急性期病院での入院・治療が行われます。ただし、症状の悪化や急変によって、そのまま病院での看取りとなるケースは少なくありません。

家族内で終末期の希望に関する話し合いが十分になされておらず、家族の意向が不明だったり、まとまっていない場合もあります。

たとえば、介護を家族内で分担していても、一人の家族がメインに介護を担わざるを得ない状況はよくあります。主介護者が自宅での看取りを覚悟していても、普段かかわりの薄い家族のなかにはその状況を理解できない者もおり、その人が家族全体の選択に大きな影響力をもつ場合などでは、入院や救急搬送を選択して、それまでの意向と異なる方向に動くこともあるのです。

看取り期の認知症の患者が救急搬送された場合に、急性期病院側の医療者は「なぜ救急車を呼んだのか」「在宅側の医療者は家族にきちんと説明したのか」と思うことがあるかもしれません。しかしながら、上述したように、家族がその選択に至った理由や患者が病院に搬送される理由はさまざまです。

今後、医療の機能分化、在宅医療の拡充、病診連携の強化を図ることによって、在宅看取りが増えたとしても、急性期病院における終末期の認知症の患者の受け入れや患者家族との調整、入院後の看取りをゼロにすることは難しいといえます。したがって、急性期病院に勤める医師や看護師にも、終末期の認知症の患者の家族の心理と立場を理解した対応が求められます。

Chapter 6　Section 2　終末期における家族の立場

❷ 入・退院時の家族への配慮

> **ケアのポイント**
>
> ● 治療目的の入院では、入院時から連携先と密に連携をとり情報共有を図ると同時に、家族に配慮しながらも、患者の視点に立った退院支援策を検討する。
>
> ● 入院時に、患者の病状に対する家族の認識を確認する。そして、今後予想される病状の変化に関する適切な情報提供を行うことで、医療処置に対する家族の不信を防ぎ、安心感につなげる。

家族の意向に配慮しつつ、患者の視点でケアを検討する

　身体合併症などの治療目的で急性期病院に入院した場合、終末期の患者でも容体が安定すれば、退院することになります[1]。したがって、急性期病院でも、入院時から退院調整を図ります。

　退院調整を進めるうえでは、入院時から在宅側の医療者と密に連携をとって、情報共有をすることが極めて重要です。なぜなら在宅側の医療者は、「家族のなかの誰にどのように働きかけることが有効か」など、病院スタッフが家族対応を見極めるうえで有益な情報を、日々のケアの過程ですでに得ていることが多いからです。

　終末期での療養場所の変化は、患者の状態悪化の誘因となるだけでなく、家族にとっても緊張を生じさせる要因となります。これまでケアの中心的な役割を担ってきた配偶者の介護疲れや持病の悪化、患者の付き添いと子ども家庭とのバランスの崩れ、場合によっては相続などの問題が複雑に絡み合うこともあります。また、主介護者が高齢の配偶者のことも多く、その子どもが患者よりも配偶者の状態を心配するといったことが起こり得ます。

　終末期に限らず、認知症の患者では、とくに本人よりも家族の意向が優先され

やすい傾向があります。一方、医療者としては、家族の意向を配慮しつつも、患者にとってどのような治療やケアを提供することが有益であるか、患者本人の視点に立ったケアを検討する必要があります。

そのためには、入院時に連携先から情報を集めて、家族の意向だけでなく、家族に対して「本人は以前にどのようなことを希望されていたのか？」「本人ならどんなことを希望するか？」など、本人の目線に合わせた見方を投げかけるなどして、本人の意向を探ることが欠かせません。

病院側が行う入院時の家族への説明のポイント

すでに在宅側の医療者が、家族に患者が看取りに近い状態であることや、看取りのプロセスを説明していたとしても、入院時の患者の病状に対する家族の認識と、在宅側の情報提供をもとに病院側の医療者が想定する家族の認識との間にズレが生じている場合があります。

したがって、在宅医療が導入されていた終末期の認知症患者の入院であっても、在宅側から、家族に対する患者の病状や予後の説明の有無、治療や看取りの意向について情報を得るだけでなく、家族に「在宅側の医療者からどのようにお聞きしていますか？」などと問いかけ、まずは家族の認識を知ることが大切です。

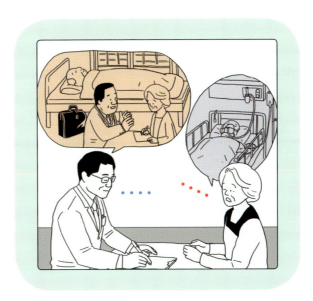

そのうえで、患者のおかれている現状と、家族の認識との間に差が見られる場合には、再度、家族に患者の状態や今後予想される変化などの医学的情報を丁寧に説明し、その内容を家族と一緒に確認しながら、治療を進めることが重要です。

終末期の経口摂取不能や看取りに伴う症状に対する説明

次に、入院時に食事介助を受けることで何とか経口摂取をしていた患者が、経口摂取ができなくなった場合を例に、少し詳しく説明します。

家族は経口摂取ができない状況に「何とか食べさせたい」「栄養を入れないと死んでしまう」と考えるかもしれません。治療を前提とする病院側でも、点滴や胃ろうを勧めがちです。

ただし、本人にとって最善の治療を考えた場合、終末期のむやみな栄養補給や過剰な点滴は、本人の身体の負担となり、苦痛を増すことにつながることを十分に理解したうえで、治療方針を決定することが求められます。

一方で、在宅で食事介助をしていた介護者にとっては、「食べさせることが責務」と思ったり、「患者に何か十分なことをしてあげられなかったと後悔したくない」といった気持ちの表現として、輸液を希望することがある、ということも理解しておくべきです。このとき、輸液の差し控えについて適切な説明がなされないと、「医療者は何もしてくれなかった」といった誤解につながることがあります。

上記の場面ならば、「人間の身体は最期、自然に食べないように上手にできています。身体のなかのエネルギーを使って旅立つ準備をしていて、必要でない点滴や輸液をすることは逆に本人の苦しみにつながります。それ以外のことで、患者さんにやれることや安らぎにつながることを一緒に考えましょう」などの言葉かけが、家族の心に届くかもしれません。

食べられなくなることが自然な経過であることと、いまの身体の状態を正しく伝えながら、ほかの身体的なケアを支えることが重要です。

死期が迫った際に見られる患者の身体のよじれや苦しそうな表情、死前喘鳴などに対して、「苦しいのかも」と案じることがあります。在宅で痰の吸引をしてい

た場合、家族は咽頭部でゴロゴロと音を立てる「死前喘鳴」に対して、その音を療養中の痰のからみと同じものと解釈して、吸引をしてほしいと訴えるかもしれません。

このように看取りが近づくなかで生じる可能性の高い患者の症状について、パンフレットなど（図）を活用しながら説明することは、家族への適切な情報提供になります。

またこうした説明は、「あとから確認できる」「医療者の説明の根拠となる」「説明を受けていない、ほかの家族への誤情報を防ぐ」など、医療処置に対する家族の不信感を防ぐと同時に、「そのときに最適なことをできた」といった家族自身の安心感につながります。

図　パンフレットの例[2]

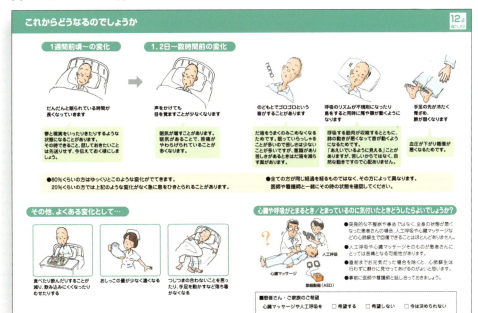

これは、OPTIMプロジェクトが発行している看取りのパンフレット『これからの過ごし方について』の「これからの過ごし方」を解説しているページ（P3-4）です。

このほかにも、日本看護協会発行の『在宅・施設での看取りのケア：自宅、看多機、ホームホスピス、グループホーム、特養で最期まで本人・家族を支えるために』（宮崎和加子ほか著、2016年）の巻末付録や、春和会看取り冊子『ありがとう〜大切な人を送るために』（「ありがとう」プロジェクト、2017年）などが、看取りのパンフレットとして、参考になります。

Chapter 6　Section 2　終末期における家族の立場

3 看取り期の家族ケア

> **ケアのポイント**
>
> ● 看取りのプロセスを説明するとともに、"予期悲嘆に寄り添う視点""家族が患者のそばにいることを支える視点"をもった家族対応を行う。
>
> ● 最期まで患者の尊厳を保つケアを実践することが、家族にとっての癒しになる。

医療者に必要な家族ケアの視点

　認知症の患者の家族では、若い世代や急性疾患の患者家族と比べて療養生活が長いこともあり、患者の死に対して、心の準備ができているケースが多いように思います。

　ただし、心の準備ができているからといって、「看取ることに不安がない」「患者との別れが悲しくない」というわけではありません。

　その一つに、"予期悲嘆"があります。予期悲嘆とは、家族が患者との別れを予期して嘆き悲しむことで、家族を失うことの悲しさや死を認めたくない気持ち、患者が亡くなったことを想像しての不安などが挙げられます。

　予期悲嘆は、患者の死に向き合う過程で生じる自然な反応であり、家族ケアでは、"予期悲嘆に寄り添う視点"が大切です。必要に応じて、患者の死を前に生じるさまざまな感情や思いについて、たとえ患者への怒りなど、否定的なものでも、感情表出する場を設けて傾聴し、感情や思いを抱く背景を含めて共感することが重要です。

　一方で、病院という環境は、患者や家族を容易に「主体から客体」に変えます。自宅で介護をしていた主介護者であっても、病院では「何をしたらよいか」がわからなくなり、自宅から病院への環境変化、病院の雰囲気、ほかの入院患者や家族とのギャップを感じて、「取り残された感覚や孤独感」に押しつぶされそうにな

ることがあります。その姿は、ときには医療者には「気持ちを早々に引き上げてしまう（冷たい）家族」と見えるかもしれません。

　もちろん、本人と家族の関係が元々よくないことが、原因ということもあります。しかし同時に、病院という環境に対して家族が「自分たちにできることは何もない」と判断した結果だったり、病室の付き添いで感じる「取り残された感覚や孤独感」から自分を守るための対処である可能性を理解する必要があります。

　医療者には、家族に対して、看取りのプロセスを説明するだけでなく、"予期悲嘆に寄り添う視点"をもつと同時に、以下に示す"家族が患者のそばにいることを支える視点"をもって接することが求められます。

最期のお別れの時間を支えるために

　認知症の看取りケアに限らず、医療者が家族ケアの視点をもつことは大切です。

　退院が難しく、病院で看取ることが予想される場合で、看取りまでに日単位の時間が残されていると思われるときには、家族の長期にわたる介護負担や、心身の疲れを理解したうえで、家族が本人にやってあげたいことを確認しながら、患者と家族の最期のお別れの時間を支えます。

　自宅で介護をしていた場合などでは、「自宅では家族がどんなふうに介護をしていたのか？」「家族がどんなことをすると患者が安らいだ表情になっていたのか？」などの質問を投げかけながら、家族にできることを一緒に考え、具体的に提案することもよいでしょう。これらのことは、介護に対する家族の主体性を引き戻すことにつながります。介護を直接していなかった家族でも、患者の手足をさする、いつものように話しかける、唇を湿らせてあげるなど、病院の付き添いでも家族ができることを、具体的に伝えることが大切です。

　また、自宅で使用していたものやベッドの周りに飾っていたもの、家族自身の気分が安らぐものを用意することを提案してもよいでしょう。病院という非日常の空間を家族が付き添いやすい環境に調整し、家族がそばにいることの価値を後押しすることは、情緒的なサポートにつながります。患者の症状の変化を肌で感じながらも、「自分なりに患者のためにできている」という感覚をもってもらうことは、死別後の遺族の安らぎにもつながります。

ただし、家族にとってより重要なのは、医療者が"自分たちに何をしてくれたか"ではなく、"患者本人にどう向き合ったか"であることも、忘れてはいけません。在宅医療や訪問看護が入っていたケースでは、家族は、病院側と在宅側の対応を比べてしまうことがあります。当然、両者は比べられるものではありませんが、短期入院や救急搬送後に死亡した患者の遺族のなかには、「患者を人ではなくモノとして扱われたのがつらかった」と怒りを表す人もいます。逆に病院での看取りであっても、「最期まで人として接してくれたのがうれしかった」と感謝の思いを語る遺族もいます。

「人としての尊厳」を保つ患者へのケア

認知症の患者の場合、がんなどの身体機能が最期まで維持されやすい疾患の患者に比べて、"最期まで人としての尊厳を保つケア"への意識が薄れがちです。しかし、認知症で意思の疎通がとれなくても、ケアをする際に声かけをしたり、患者のことを知りたいという視点をもち、家族に「本人のことや、本人ならどんなことを望んでいるか？」などをうかがうことが大切です。最期まで、「Aさん」として、患者にかかわる姿勢があってこそ、一人の人間として患者を理解し、人として接しやすくするとともに、本人と家族の尊厳を保つケアが成り立つといえます。その際、終末期では、とくに排泄や清潔、身体的苦痛の緩和と安楽の確保が人としての尊厳につながる重要な側面になります。

認知症末期の緩和ケアでは、嚥下障害・口腔・排泄・褥瘡のケアなど、基本的な看護ケアを行うことが大切です[3]。とくに急性期病院の終末期ケアでは、「時間を確保できない」から、「限られた時間をどのように使うのか」への思考の変換が求められます。重度から終末期の認知症の患者は言語や身体から発せられるサインによる評価が難しいため、息づかい、表情、発声、身体の硬直、落ち着かなさ、怒りっぽさなどの状態を客観的に観察して評価していくことが必要です[4],[5]。そのためには、重度認知症の疼痛評価法の一つであるPAINADを参考にするのもよいでしょう（143ページ表参照）。

ただし評価法を活用する際に、認知症の患者の痛みを点数化し評価することに

のみ意識が向いて、"数値を見て人を見ないこと"になってしまったら、患者を知るためのツールとしての意味をなしません。評価をすることは、「認知症の患者だから痛みを感じない」「認知症の患者の痛みを知ることは無理」といった思い込みをなくすことにつながります。そして評価や観察は、「患者の痛みを知ることで、それに合ったケアや対応が可能となり、それを実施することで痛みが緩和され、その結果、患者の安らぎにつながる」といったプロセスの一要素であり、ケアの出発点であることを意識してほしいと考えます。

　医療者が、最期まで患者の安らぎや尊厳を保つケアを実践することは、「あの場所であのような最期を迎えて本当によかったのだろうか／そうさせてしまったことへの自責の念」など、遺族の問いや後悔、医療者への不信や怒りの軽減につながります。死亡確認時からエンゼルケア、離院されるまで、家族はもちろんのこと、亡くなった患者への敬意と哀悼の意をもつことが大切です。

　医療者にとって、日々の臨床のなかで看取る患者と家族は、数ある別れの一つです。しかし、家族にとっては、患者を看取った病院、看取りに立ち会った医療者は、一回限りのその人たちだけであり、それがすべてです。もし自分が行っている看取りケアが、どこか機械的になっていると感じたとしたら、「家族の目に映る"自分たちの姿"は一度きりである」という原点に立ち返ることで、自分自身がありたい姿が見えるのではないでしょうか。

Chapter 6 Section 2 終末期における家族の立場

❹ 患者と家族の関係調整

> **ケアのポイント**
>
> ● 終末期の患者と家族、家族間の関係調整時には、専門職として、その場でできる範囲で、適切な家族対応をしたかが重要である。
>
> ● 関係調整は、主看護師が一人で対応するのではなく、治療にかかわるスタッフでつくるチームで、協働して働きかける。

終末期における患者と家族の関係調整

　患者と家族との関係は、長い歴史のなかでつくられてきたものです。患者との関係がよい家族ばかりではありません。患者と長い間、疎遠だった家族などでは、いま患者が置かれている状況を理解できない場合もあります。

　しかしながら、認知症の患者に限らず"最期のとき"は、患者と家族がかかわれる、文字どおり"最後の機会"です。患者と家族の関係性や背景を配慮したうえで、必要に応じて患者と家族の心をつなぐ言葉かけや環境調整を図ることは、終末期に携わる看護師が担う役割の一つです。

　患者の病状と今後予想される変化を説明するなかで、前項で述べたような"家族が患者のそばにいることを支える視点"をもった説明や対応をすることは、関係修復とまではいかずとも、最期のときを過ごす機会となるかもしれません。

　ただし、調整するだけの時間がなかったり、関係調整を図っても最期まで不和が解消されなかったり、かかわろうとしない家族もいます。家族に対してどんなに適切な対応をしても、うまくいかないケースもあるでしょう。医療者が精いっぱいに努力をしても、どうすることもできない事柄もあります。

　しかしこのとき、見失ってはいけない視点は、「各専門職として、その場でできる範囲で、適切な家族対応をしたかどうか」です。

関係調整時に医療者が意識すべき点

　終末期の患者と家族、家族間の関係調整の際に、医療者として意識すべきことは、「医療者側が家族に過剰な否定的感情を抱いていないか」ということです。もし家族にそのような感情を抱いている場合は、家族の態度や行為を解釈するときに、「家族はこうあるべきだ」「こういう看取りがいい」などの医療者自身の価値観や死生観、自身の家族関係や看取り経験などを無意識のうちに入れ込んでしまっているおそれがあります。このことは、ケアに対する客観性を欠くことだけでなく、適切な対応を見失ったり、あるいは医療者自身のイライラやフラストレーションなどにつながります。

　否定的な感情を含めて、感情移入をしてしまっている場合、それを無理に抑え込んだりするのではなく、自分がいま抱いている感情を意識できること、そしてなぜそのような気持ちになったのかを考えられることが重要です。そのためには、自分自身が老いや死に対して、どのような価値観や死生観をもっているのかを知ると同時に、職場のスタッフが互いの価値観や考えを認めて、サポートし合う関係性を培う組織のあり方が求められます。

　認知症の治療やケアの意思決定は、家族に委ねざるを得ない側面があるため、家族間の環境調整に苦慮する場面があります。急性期病院で終末期からかかわる場合には、主看護師が一人で対応するには限界があります。必要に応じて、在宅から家族に関する情報を得ながら、リエゾンナースや臨床心理士などと協働することが有効です。患者本人の視点を前提としながら、複数いる家族間の折り合いがつく着地点を模索しつつ、家族自らが家族全体として納得できる選択肢を見出し、選択できるように支援することが求められます。

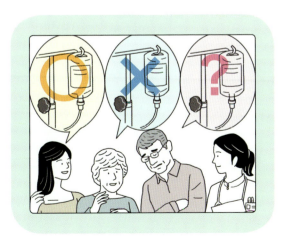

Chapter 6 Section 3 遺族・スタッフに対するケア

1 遺族の心理と地域連携で支えるグリーフケア

> **ケアのポイント**
>
> ● 遺族が体験している悲嘆やその思いに寄り添い、遺族が「周りには言えない思いを受け止めてくれた」と思えることが、基本かつ最も重要な支援である。
>
> ● 患者の最期を病院側と連携先で共有することで、①連携先が行うグリーフケアにつなげる、②両者で連携や患者対応を振り返り、次のケアに活かす、③先進医療の適正利用を検討し、両者の連携強化を図る。

遺族の悲嘆の理解

「悲嘆（グリーフ）」とは、本来、死別に限らず喪失体験全般に対する反応を指しますが、大切な者を亡くした人へのケアは、一般的に「グリーフケア（遺族ケア）」と呼ばれます。当然、死別した人の続柄や死因によって悲嘆に違いはありますが、まずは死別全般に共通する視点をもつことが重要です。

グリーフケアは、遺族が体験している悲嘆がどのようなものかを知ることから始まります。身体的反応、感情的反応、認知的反応、行動的反応と、遺族に生じる悲嘆はさまざまです（表）。

表 死別に対する悲嘆反応[6]

身体的反応	食欲不振、睡眠障害、活力の喪失、身体的愁訴、免疫機能や内分泌機能の変化、病気へのかかりやすさ など
感情的反応	抑うつ、絶望、悲しみ、落胆、不安、恐怖、罪責感、怒り、苛立ち、楽しみの喪失、孤独感、思慕、切望、ショック、無感覚 など
認知的反応	故人を想うことへの没頭、侵入的反すう、故人の現存感、抑圧、否認、自尊心低下、自己非難、無力感、非現実感、記憶・集中力低下 など
行動的反応	動揺、緊張、落ち着かなさ、疲労、過活動、探索行動、涙を流す、むせび泣く、社会的引きこもり など

医療者の立場からみると十分に介護していたと思われても、主介護者のなかには、長期介護であるがゆえに、日常の介護の仕方などについて罪責感を語られることがあります。

　さらには、生活や環境の変化、経済的問題、家族関係・親族関係の悪化、周囲からの心ない言葉や態度など、死別に付随する"二次的ストレッサー[7]"に悩む遺族も少なくありません。

　ときに、死別したことによって精神面で問題が生じる場合があり、うつ病や適応障害などと診断されるケースもあります。また、長期にわたり強い悲嘆が続き、社会生活にも深刻な障害が生じるケースがあり、"病的悲嘆"と呼ばれてきました。

　ただし病的悲嘆は、明確な診断基準がなく、「何をもって病的であるととらえるか」は遺族に接する側の知識や主観に左右される側面もあります。『DSM-5』(2013)では、今後、検討されるべき病態として"持続性複雑死別障害"の基準案を出しています[8]。遺族に接する可能性のある医療者は、遺族の状態を客観的に理解するためにも、これらの知識をもつことが有益です。

充実感、解放感、満足感を感じる家族もいる

　死別が遺族にもたらすのは、否定的な影響だけではありません。長期の介護を経て高齢者を看取った遺族では、先に述べたような悲嘆だけでなく、充実感や解放感、満足感（「見送れた」「仕事をやり遂げた」など）が語られることがあり、これらの思いも大切なものです。

　患者の死を通して、いのちや家族の大切さを意識することもあれば、介護経験によってさまざまな気づきを遺族にもたらすこともあります。自身の老後や人生の閉じ方を考えるようになったり、なかには自らの介護体験を活かして認知症の患者や家族へのボランティア活動をする人もいます。

　グリーフケアでは、このように、表で示した悲嘆とは相反する思いが家族にあることも念頭に置く必要があります。

病棟を訪ねてくる遺族への対応

　病院単位のグリーフケアとしては、ホスピス・緩和ケア病棟で「手紙・カードの送付、追悼会、サポートグループ、電話相談、悲嘆に関する小冊子の配布[9]」などがなされています。

　一般的な急性期病院では、死別後の患者家族（遺族）に接する機会は少ないでしょう。それでも、在宅診療部門のある病院、看取りケアを提供した病院では、入院費の支払いや書類の受け取りの際に、遺族が病棟を訪れたりすることがあります。このようなとき、遺族としては、担当の看護師や医師に挨拶したいということが多いかと思います。医療者から見たらただの挨拶かもしれませんが、実は遺族にとっては意味のある行為なのです。医療者に「お世話になったこと」を伝えることが、その人なりに気持ちの区切りになることもあるからです。

　遺族が病棟を訪ねる時間帯や病棟の業務状況など、タイミングにも大きく影響されますが、死別して間もない遺族が訪ねてきたときは、悲嘆は自然な反応であることを伝え、可能な範囲でその思いを聴くだけで十分です。医療者でありながら話を聴くことしかできないことに、「もどかしさ」を感じるかもしれませんが、医療者は最期まで一緒に患者を看てくれた存在です。その人たちと気持ちを共有することで、遺族が「周りには言えない思いを受け止めてくれた」と思えることが、最も重要な支援となります。

　遺族が何らかの問題を抱えている場合には、必要に応じて医師や臨床心理士、行政（保健福祉センターや地域包括支援センター）、地域の死別体験者を対象としたセルフヘルプグループを紹介するのもよいでしょう。

　病棟を訪ねる遺族のなかには、最期の医療処置や対応に疑問を抱いているケースもあります。そのような場合は、その場で中途半端な対応ですませるのではなく、面接が可能な別日程を提案し、日を改めて対応することが望ましいでしょう。

在宅と連携したグリーフケア

　看取りケアを提供した訪問看護ステーションや診療所では、死亡場所が病院だったケースも含めて、患者が死亡して一定の時間をあけて、遺族の自宅を訪問するところも多く[10),11)]、この遺族訪問が在宅におけるグリーフケアの要といえます。

遺族訪問では、医療者が遺族の状態を確認し、問題のある遺族を必要なサービスにつなぐ役割を果たすだけでなく、医療者が家族の介護の労をねぎらい、生前の訪問時の思い出などを共有することで、遺族の癒しにつながる側面があります[12]。ケアを提供する医療者側にとっても、遺族訪問は遺族と生前のサービスの対応について話をすることで、提供したケアの評価につながります[13]。

　また、在宅看取りに対応している機関では、患者が自宅で死亡したあと、死亡事例のデスカンファレンスを実施しているところもあります（デスカンファレンスについては次項参照）。終末期に病院につないだ患者に対して、在宅側で長期にわたってケアを提供していたケースは少なくありません。そのため、在宅側の医療者は、病院への入院や搬送時の調整、病院との連携を含めて、患者が入院したあとや、看取りがどのようなものであったのかの情報を得たいと感じています。当然、遺族訪問した際に、遺族の口から病院での看取りの様子が語られることもありますが、それはあくまで遺族の目線というフィルターを通しての"語り"です。

　したがって、在宅側から紹介された患者が病院で看取りとなった場合は、死亡後に病院側から在宅側に、可能な範囲で看取りの様子や情報を伝え、共有することが重要です。在宅側にとって、それらの情報は患者自体の対応の振り返りに役立つとともに、今後同様のケースに遭遇した際のケアに活かす貴重な情報となります。そして先進医療を選択した患者の最期の記録を病院側と在宅側で共有することは、先進医療の適正利用を検討するとともに、両者の連携強化にもつながります。

　地域包括ケアシステムでは、医療の機能分化や病院と在宅との連携の強化が重要とされています。近年では、高齢患者を支える地域連携の強化を目指して、地域の病院と在宅側の医療福祉従事者を対象にしたワークショップを開催する取り組みなどが少しずつ広がっています[14]。

　医療者が所属する機関の垣根を越えて、実際にそれぞれの臨床現場で従事する者どうしの交流は、"切り取られた医療"ではなく"切れ目のない医療"、そして患者と家族が最期まで地域のなかで"生活者として生きることを支える視点"を育む土壌として有効です。認知症ケアに関しても、終末期ケアを含めた地域連携のあり方を意識することが求められます。

Chapter 6 Section 3 遺族・スタッフに対するケア

❷ 終末期にかかわるスタッフへのケア

> **ケアのポイント**
>
> ● デスカンファレンス(DC)とは、「死亡事例のケースカンファレンス」を指す。
>
> ● DCの目的は、提供したケアを振り返り、評価し、スタッフ自身の気持ちの荷下ろしをするとともに、看取りの経験を次のケアの実践に活かすことである。
>
> ● 効果的なDCを重ねるには、事前の準備、適切な実施、そしてDCがもつ機能とその効果を意識することが大切である。

デスカンファレンスが果たす役割

　急性期病院では、認知症の患者に限らず、日々、患者の死に直面します。そのため急性期病院で働くスタッフのなかには、提供したケアに対して「あれでよかったのだろうか？」「別の選択肢があったのではないか？」と思ったり、ときには患者や家族に対して悲しみや憤りなどの陰性感情、やり場のない気持ちが生じたりすることがあります。

　提供したケアを振り返り、自分の気持ちの荷下ろしをするとともに、経験を次のケアの実践に活かすものとして有効と考えられているのが、"デスカンファレンス (DC：Death Conference)"です。DCとは、「死亡事例のケースカンファレンス」を指し、ホスピス・緩和ケア病棟などでは、積極的になされています[15),16)]。
　DCが果たす役割には、"ケアの評価"と"グリーフケア"の2つの側面があります。

1 ケアの評価

ケアの評価は、DCの核となる要素です。個々のケアや対応をチームで検討し、提供したケアを立体的にとらえることで、トータルケアの視点から事例を把握することができます。それを支えるのが専門職としての"客観的視点"です。

客観的視点とは、提供したケアの事実を確認するだけではなく、それが妥当な判断であったのか、果たして本当に必要であったのか、提供したケアがどのような結果をもたらしたのかなど、ニーズと提供したケアの一致、提供したケアとその結果の因果を一連のプロセスとしてとらえる見方です。

2 グリーフケア

ケア提供者自身が否定的な感情を含めて、さまざまな思いを表出して共有することで、参加者自身の気持ちの整理や気づきにつながります。それを支えるのが"肯定的評価"です。

看取りの直後では、とくに「やれたこと」よりも「やれなかったこと」に目が向きがちになり、それが最善のケアであったとしても、もっとよい選択肢があったのではないかと考えることがあります。時間が経過しても提供したケアに戸惑いが残っている場合には、その思いを共有できるスタッフに話して認めてほしいと思ったり、周りの仲間から「その選択は妥当だった」と言ってもらうことでホッとするなど、心のなかにあったわだかまりが解けるということがあるかもしれません。"肯定的な評価"は、提供したケアの肯定感、自身の職種が果たす役割に対する自信にもつながります。

この"ケアの評価"と"グリーフケア"の2つの輪がうまく機能することで、参加者が一つのチームとなって、ケアで「できたこと」と「できなかったこと」が共有されます。

そして「ケアの限界点を踏まえたうえで、今後のケアにつながる建設的な改善点」を検討することで、"スタッフの教育効果""チームワークの強化""スタッフの肯定感"への効果が期待されます。

デスカンファレンスの実施

　図は、DCに関する先行研究[17), 18), 19), 20), 21)]をもとに、筆者が「DCの構造と機能」を整理したものです。以下では、この図をもとにDCをどのように進めていけばよいのかのポイントを述べていきます。

　DCは安心で安全な場で行われなければなりません。ここで目指す"安心・安全"とは、否定的な感情や考えも含めて、DCの参加者が安心して自身の感情表出ができ、意見が尊重されること、そしてDCでの発言がそれ以外の場に持ちだされたり、DC内の発言などが日常の業務や評価に悪影響を及ぼすことがないことを保証することです。

　そのためには、①事前の準備と、②DCでのディスカッションが適切に実施される必要があります。

1 事前の準備

　まずDCを開催するにあたり、参加者が参加しやすい適当な時間を確保するとともに、DCのコアメンバーの日程を調整する必要があります（環境の設定）。

　対象となる事例に関しては、看取った全例についてDCを開催することが望ましいといえます。なぜなら、気になる事例を選定すると「治療やケアが困難だった事例」や「スタッフに不全感が残る事例」に偏る傾向があるからです。

　ただし、最初から全例を実施することは難しい場合のほうが多いと思います。その場合には症例として挙げるテーマ例のなかに成功事例を入れておくとよいでしょう（対象事例の選定）。

　さらにDCの場では、否定的な感情も含めて話したいことや思いを語ってよいこと、建設的な意見交換や具体的な発言を心がけること、時間も限られているため、時間も分かち合うことなどのルールを決めておくことが大切です（DCのルール）。

2 ディスカッションの実施

　実際にDCを実施する際には、まずDCの進行役（DC全体を調整するファシリテーター）が必ずルールを確認します。そして、DCのコアメンバー（担当看護師など）から、症例の経過を報告するとともに、「なぜこの症例を検討したいと思ったのか？」「この

図　DCの構造と機能

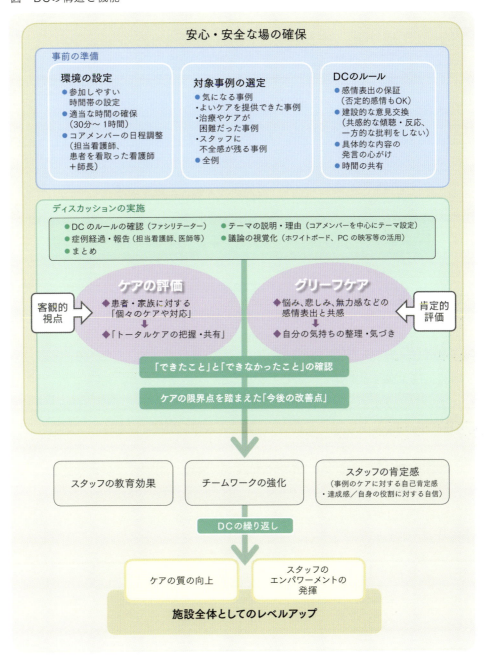

症例のどういった点を議論したいのか？」などテーマの説明と理由を話したうえで、ディスカッションをします。議論の前提となるテーマを曖昧にすると、限られた時間内で参加者もどういった点に焦点を絞った議論をしたらよいかがわからず、DCに不全感を残す原因になります。

ディスカッションでは、参加者がルールを意識した振る舞いに注意すると同時に、進行役が全体の意見の集約と交通整理を行います。ホワイトボードや、プロジェクターを使ってパソコン画面を映写することで、議論を視覚化し、それを参加者全員が共有することで、議論の整理につながります。

　設定した時間の終了時には、議論が途中になってしまった場合でも、必ずそれまでの議論を進行役が簡単にまとめて終わることをお勧めします。まとめがないままに時間が切られてしまうと、参加者の共通理解がなされず、先で述べたDCが本来もつ機能がうまく引き出されずに、ただ単に「DCをした」という事実のみにとどまるかもしれません。

デスカンファレンスを繰り返し、施設全体のレベルを上げる

　繰り返しになりますが、DCの目的は、提供したケアを振り返り、ケアスタッフ自身の気持ちを整理するとともに、そのときの経験を次のケア実践に活かすことです。

　当然、DCは積み重ねが必要であり、すぐにスタッフや組織全体が劇的に変わるというものではないでしょう。また、DCを重ねても、どこかうまく機能していないと思うことがあるかもしません。

　その場合は、そもそもDCを行う準備が十分にできているか、DCの進行は適切であるか、DCの場がケアの評価あるいはグリーフケアの片方に偏っていないか、DCがケアの改善点の思考まで至っていないかなど、どの段階に問題が生じているのかを把握することが大切です。

　問題が生じている部分がわかれば、そこを改善することで、DCは実りあるカンファレンスになります。そして長い視点で見ると、DCが機能するようになることで、"ケアの質の向上"と"スタッフのエンパワーメントの発揮"が図られ、施設全体としてのレベルアップにつながると考えられます。

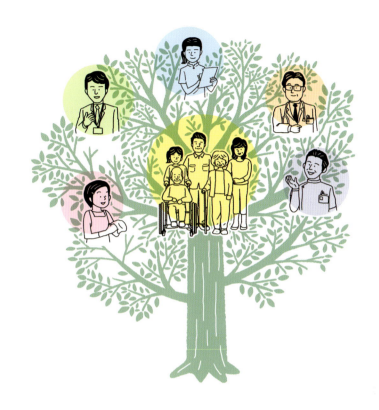

引用文献
1) 白取絹恵（2013）「急性病院での認知症の人と家族との関わりを通して、認知症の人のエンド・オブ・ライフケアを考える」『日本老年医学会雑誌』50, 629-631
2) 緩和ケアプログラムによる地域介入研究班「緩和ケア普及のための地域プロジェクト：OPTIM study（厚生労働科学研究　がん対策のための戦略研究）」「看取りのパンフレット」(http://gankanwa.umin.jp/pdf/mitori01.pdf)【アクセス　2017/6/30】
3) 平原佐斗司（2014）「第Ⅲ章　緩和医療学　18. 認知症の方の緩和ケア」川越正平編『在宅医療バイブル』日本医事新報社, p403
4) 平原佐斗司（2014）「第Ⅰ章　家庭医療学・在宅医療総論　3. 全身状態のアセスメント」川越前掲書p13
5) 高梨早苗（2015）「認知症の緩和ケア」『薬事』57(12), 1959-1964
6) 坂口幸弘（2016）『悲嘆学入門：死別の悲しみを学ぶ』昭和堂, p27の「図表3－1. 死別に対する悲嘆反応」を一部改変・修正
7) 同書p61-72
8) 高橋三郎, 大野裕監訳（2014）『DSM-5精神疾患の診断・統計マニュアル』医学書院, p781-784
9) 米虫圭子（2012）「第Ⅲ章　死別体験別にみるグリーフケア　3. ホスピス緩和ケア施設で大切な人を亡くした人へのケア」高橋聡美編『グリーフケア』メヂカルフレンド社, p82-93
10) 工藤朋子, 古瀬みどり（2016）「訪問看護ステーションにおける遺族ケアに関する全国調査」『Palliative Care Research』11(2), 128-136
11) 中里和弘, 島田千穂, 舞鶴史絵, 水雲京, 佐藤眞一（2016）『訪問看護事業所における遺族支援の実態調査報告書』東京都健康長寿医療センター研究所
12) 同報告書
13) 同報告書
14) 厚生労働省ホームページ「在宅医療の推進について－在宅医療連携拠点事業（平成23年度・平成24年度）」http://www.mhlw.go.jp/stf/seisakunitsuite/bunya/0000061944.html【アクセス　2017/6/1】
15) 安藤悦子, 吉田美也子, 岩田千波, 益冨美津代, 岩永喜久子, 山口知美（2010）「ホスピス・緩和ケア病棟におけるデスカンファレンスの機能：ホスピス・緩和ケア病棟師長の視点より」『死の臨床』33(1), 126-132
16) 高橋聡美（2012）「第Ⅶ章　2. デスカンファレンス」高橋前掲書p82-93
17) 安藤悦子ほか前掲論文
18) 高橋聡美前掲論文
19) 竹村陽子（2016）「医療者へのグリーフケア」『オンコロジーナース』9(6), 77-82
20) 武田ひろみ, 稲垣淳, 森香代美, 村井亜弥子, 佐藤由美子, 土方誠, 土方ますみ, 山本靖子, 春原啓一, 持田圭仁, 妹尾恭司（2016）「多職種デスカンファレンスが医療者間のコミュニケーションに及ぼす影響：デスカンファレンスは,スタッフ間のコミュニケーションを深める」『看護実践の科学』41(3)
21) 槇埜良江（2011）「効果を高めるデスカンファレンスの持ち方・進め方　一般病棟におけるデスカンファレンスの効果的な行い方」『がん患者ケア』4(4), 55-59

INDEX 索引

【アルファベット】

AD（Alzheimer's Disease）
　　　　　　　➡アルツハイマー型認知症の項

ADL（Activities of Daily Living）
　　　　　　　➡日常生活動作の項

ADL区分 ……………………………… 164

BPSD（Behavioral and Psychological Symptoms of Dementia）
　　　　　　　➡行動・心理症状の項

DC（Death Conference）
　　　　　　　➡デスカンファレンス

DLB（Dementia with Lewy Bodies）
　　　　　　　➡レビー小体型認知症の項

HDS-R（Revised version of Hasegawa's Dementia Scale）
　　　　　　　➡改訂長谷川式簡易知能評価スケールの項

HHS（Hyperosmolar Hyperglycemic State）
　　　　　　　➡高浸透圧高血糖状態の項

IADL（Instrumental Activities of Daily Living）
　　　　　　　➡手段的日常生活動作の項

MMSE（Mini Mental State Examination）
　　　　　　　➡ミニメンタルステート検査の項

PAINAD（Pain Assessment in Advanced Dementia）
　　　　　　　➡重度認知症者の疼痛評価の項

QOL（Quality of Life）
　　　　　　　➡生活の質の項

REM睡眠行動異常 …………………… 042

【あ】

アドバンスケアプランニング ………… 168
アパシー ……………………………… 020
アルツハイマー型認知症 …… 040, 130, 136
アンガーマネージメント ……………… 149
意識低下 ……………………………… 042
異常行動 ……………………………… 020
遺族ケア ……………………………… 182
意欲低下 ……………………………… 045
医療区分 ……………………………… 164
医療療養病床 ………………………… 164
院内デイケア ………………………… 031
うつ …………………………………… 020
栄養サポートチーム ………………… 078
易刺激性 ……………………………… 020
易怒性 ………………………………… 045
エビデンスベースドナーシング ……… 028

【か】

介護保険サービス …………………… 158
介護療養医療施設 …………………… 166
介護老人保健施設 …………………… 160
改訂長谷川式簡易知能評価スケール … 134
家族会 ………………………………… 049
家族の意思 …………………………… 067
感覚障害 ……………………………… 044
患者の意思 …………………………… 067
患者の心理 …………………………… 018
患者のニーズ ………………………… 072
感情記憶 …… 021, 025, 027, 094, 096, 100, 102
緩和ケア ………………………… 140, 144
キーパーソン ………………………… 074
帰宅願望 ……………………………… 102
急性期の治療のゴール ……………… 070
起立性低血圧 ………………………… 042
緊急入院 ………………………… 056, 060
近時記憶 ……………………………… 021
近時記憶障害 ………………………… 040
苦痛評価 ……………………………… 140
グリーフケア ………………………… 182
グループホーム ……………………… 161
経口摂取開始のためのフローチャート … 078
傾聴ボランティア ………………… 031, 034
血管性認知症 ………………………… 044
血糖コントロール …………………… 122
幻覚 …………………………………… 020
幻視 …………………………………… 042
高浸透圧高血糖状態 ………………… 125
行動・心理症状 ………… 020, 046, 060
興奮 …………………………………… 020
声かけ ………………………………… 057
誤嚥性肺炎 …………………………… 118
心地よいコミュニケーション ………… 077

【さ】

- サービス付き高齢者向け住宅 … 161
- 錯視 … 043
- 時間見当識障害 … 040
- 施設へ退院 … 160
- 自宅へ退院 … 156
- 実行機能障害 … 042, 045
- 集団オリエンテーション … 031
- 集団ケア … 030
- 重度認知症者の疼痛評価 … 142, 178
- 手段的日常生活動作 … 125
- 焦燥 … 020
- 情緒的サポート … 049, 149
- 情報的サポート … 049, 148
- 食行動異常 … 020
- 食事介助 … 104
- 自律神経症状 … 043
- 身体拘束の例外3原則 … 071, 147
- 身体抑制 … 064
- 心理教育 … 047
- ストレス解消法 … 150
- 生活障害 … 046
- 生活の質 … 066
- 生活範囲を広げる支援 … 076
- 清拭 … 107
- 精神症状 … 061
- セルフケア … 149
- 前頭葉機能低下 … 045
- せん妄 … 060
- 総合機能スクリーニングシート … 084

【た】

- 退院後の生活 … 073
- 退院支援 … 071, 075, 082, 086
- 退院支援看護師 … 090
- 退院前合同カンファレンス … 088, 091
- 体調の調整 … 078
- 多幸感 … 020
- 脱抑制 … 020
- 注意障害 … 042
- デスカンファレンス … 186
- 転院 … 162
- 疼痛 … 114
- 動脈硬化 … 044

【な】

- 納得 … 058, 062
- 日常生活動作 … 034, 059, 076, 078, 083, 156
- 入院予定表 … 053
- 入浴介助 … 106
- 認知機能障害 … 046, 083
- 認知機能の変動 … 042
- 念のため点滴 … 019
- 脳血管障害 … 044
- 脳梗塞 … 044
- 脳出血 … 044

【は】

- パーキンソン症状 … 042
- 場所見当識障害 … 040
- ピクトグラム … 099
- 非言語コミュニケーション … 024
- 不安 … 020
- フィジカルアセスメント … 057
- 部屋番号カード … 055
- 便秘 … 042
- ポジティブな表現 … 026, 110
- ボランティア … 034

【ま】

- 麻痺 … 044
- 慢性閉塞性肺疾患 … 119
- ミニメンタルステート検査 … 134
- 妄想 … 020

【や】

- 夜間行動異常 … 020
- 優先すべきこと … 069
- 有料老人ホーム … 161
- 抑うつ … 042, 044
- 抑制 … 057
- 予約入院 … 053

【ら】

- リアリティオリエンテーション … 031, 055
- リハビリテーション … 080, 126, 128
- 療養環境の整備 … 054
- レビー小体型認知症 … 042
- 老人性認知症疾患療養病棟 … 166

認知症の人の「想い」からつくるケア
―― 急性期病院編

2017年7月31日　　初版第1刷発行

- 監　　修　　井藤英喜
- 編　　集　　東京都健康長寿医療センター　看護部
　　　　　　　伊東美緒／木村陽子
- 発 行 人　　赤土正幸
- 発 行 所　　株式会社インターメディカ
　　　　　　　〒102-0072　東京都千代田区飯田橋2-14-2
　　　　　　　TEL.03-3234-9559　FAX.03-3239-3066
　　　　　　　URL http://www.intermedica.co.jp
- 印　　刷　　図書印刷株式会社
- デザイン　　甲賀友章（Magic-room Boys）

ISBN978-4-89996-368-4

定価はカバーに表示してあります。

本書の内容（本文、図表、写真、イラストなど）を、当社および著作権者の許可なく無断複製する行為（複写、スキャン、デジタルデータ化、翻訳、データベースへの入力、インターネットへの掲載など）は、「私的使用のための複製」などの著作権法上の例外を除き、禁じられています。病院や施設などにおいて、業務上使用する目的で上記の行為を行うことは、その使用範囲が内部に限定されるものであっても、「私的使用」の範囲に含まれず、違法です。また、本書を代行業者などの第三者に依頼して上記の行為を行うことは、個人や家庭内での利用であっても一切認められておりません。